U0200827

后浪出版公司

ABC of
Sports and Exercise Medicine 4th Edition

ABC体育与运动医学

第4版

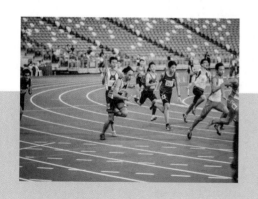

［英］格雷格·P. 怀特（Greg P. Whyte）

［英］迈克·罗斯茂（Mike Loosemore）

［英］克莱德·威廉姆斯（Clyde Williams）　著

欧阳侃　主译

科学技术文献出版社
SCIENTIFIC AND TECHNICAL DOCUMENTATION PRESS
·北京·

WILEY

图书在版编目（CIP）数据

ABC体育与运动医学：第4版 /（英）格雷格·P. 怀特（Greg P. Whyte），（英）迈克·罗斯茂（Mike Loosemore），（英）克莱德·威廉姆斯（Clyde Williams）著；欧阳侃主译. — 北京：科学技术文献出版社，2020.9

书名原文：ABC of sports and exercise medicine，Fourth Edition

ISBN 978-7-5189-5223-6

Ⅰ. ①A… Ⅱ. ①格… ②迈… ③克… ④欧… Ⅲ. ①运动医学 Ⅳ. ①R87

中国版本图书馆CIP数据核字（2019）第025910号

著作权合同登记号：01-2018-8392

Greg P. Whyte，Mike Loosemore，Clyde Williams
ABC of sports and exercise medicine，Fourth Edition
Copyright©2015 by John Wiley & Sons Ltd.
ISBN 9781118777527

本书中文简体字版权专有权由John Wiley & Sons, Inc.授予银杏树下（北京）图书有限责任公司所有。

All Rights Reserved. Authorised translation from the English language edition published by John Wiley & Sons Limited. Responsibility for the accuracy of the translation rests solely with GINKGO (Beijing) BOOK CO., Ltd. and is not the responsibility of John Wiley & Sons Limited. No part of this book may be reproduced in any form without the written permission of the original copyright holder, John Wiley & Sons Limited.

本书封底贴有Wiley防伪标签，无标签者不得销售。

ABC体育与运动医学（第4版）

责任编辑：李　丹　王梦莹	责任出版：张志平	筹划出版：银杏树下
出版统筹：吴兴元	营销推广：ONEBOOK	装帧制造：墨白空间

出　版　者	科学技术文献出版社
地　　　址	北京市复兴路15号　邮编 100038
编　务　部	(010) 58882938，58882087（传真）
发　行　部	(010) 58882868，58882870（传真）
邮　购　部	(010) 58882873
销　售　部	(010) 64010019
官　方　网　址	www.stdp.com.cn
发　行　者	科学技术文献出版社发行　全国各地新华书店经销
印　刷　者	华睿林（天津）印刷有限公司
版　　　次	2020 年 9 月第 1 版　2020 年 9 月第 1 次印刷
开　　　本	710×1000　1/16
字　　　数	257千
印　　　张	18　彩插 4面
书　　　号	ISBN 978-7-5189-5223-6
定　　　价	62.00元

版权所有　违法必究

购买本图书，凡字迹不清、缺页、倒页、脱页者，请联系销售部调换

译者名单

主　译　欧阳侃

副主译　顾雪平　宋祖玲

译者委员会（按姓氏笔画排序）

杨　阳　成都市双流区妇幼保健院

宋祖玲　成都市双流区妇幼保健院

欧阳侃　深圳市第二人民医院

顾雪平　南京医科大学附属苏州医院

黄　刚　深圳市龙岗区骨科医院

目　录

第一篇　损伤

第二篇　系统运动与运动医学

第三篇　环境运动与运动医学

第四篇　特殊人群

第五篇　营养和兴奋剂

第一篇

损伤

第 1 章　运动损伤与疾病的流行病学

Debbie Palmer-Green

Senior Research Fellow, Arthritis Research UK, Centre for Sport, Exercise & Osteoarthritis,

University of Nottingham, Nottingham, UK

概述

1. 运动损伤与疾病的流行病学研究在持续进行中。
2. 研究设计和研究方法可以影响得出的结论。
3. 损伤 / 疾病的定义、发病率和严重性指数应适用于相关群体。
4. 识别造成损伤的原因将有助于提供额外的风险信息。
5. 预防措施应针对风险最大的损伤 / 疾病问题。

一、引言

在过去的 10 年中，人们愈加认识到运动损伤与疾病流行病学研究的重要性。英国和国际体育理事机构定期对重大体育赛事进行监督。大多数的体育运动中均存在会导致运动员受伤或发生疾病的风险因素，有些运动项目中发生损伤的风险明显高于其他项目（表 1.1）。

许多文献仅针对运动员受伤（疾病）的康复，但是预防受伤和疾病的发生同样重要。如果不能完全预防，那么至少应在受伤和疾病发生时减轻其严重性和影响程度。尤为重要的是要了解问题的重要性，即发生率、严重程度和原因，以便制定正确的优先顺序和有针对性的预防措施，从而减少运动中的损伤和疾病。系统监测运动员在运动中的损伤和疾病的发生情况，可以为制定预防策略提供关键的证据基础。为了获得准确可靠的数据，流行病学研究的设计必须抗差，后文会讨论并举例说明有关损伤与疾病监测研究的设计和执行问题。

表 1.1　奥林匹克运动项目的总体损伤率与患病率

体育项目	运动员人数	损伤人数（％）	患病人数（％）
射箭	128	2 (1.6)	10 (7.8)
田径	2079	368 (17.7)	219 (10.5)
潜水	136	11 (8.1)	7 (5.1)
游泳	931	50 (5.4)	68 (7.3)
花样游泳	104	14 (13.5)	13 (12.5)
水球	260	34 (13.1)	21 (8.1)

续表

体育项目	运动员人数	损伤人数（%）	患病人数（%）
羽毛球	164	26 (15.9)	5 (3.0)
篮球	287	32 (11.1)	9 (3.1)
沙滩排球	96	12 (12.5)	18 (18.8)
拳击	283	26 (9.2)	18 (6.4)
皮划艇激流回旋	83	2 (2.4)	4 (4.8)
轻艇竞速	249	7 (2.8)	14 (5.6)
小轮车越野赛	48	15 (31.3)	2 (4.2)
山地自行车	76	16 (21.1)	5 (6.6)
公路自行车	210	19 (9.0)	7 (3.3)
场地自行车	167	5 (3.0)	16 (9.6)
马术	199	9 (4.5)	11 (5.5)
击剑	246	23 (9.3)	13 (5.3)
足球	509	179 (35.2)	62 (12.2)
艺术体操	195	15 (7.7)	5 (2.6)
节奏体操	96	7 (7.3)	1 (1.0)
蹦床	32	2 (6.3)	1 (3.1)
手球	349	76 (21.8)	17 (4.9)
曲棍球	388	66 (17.0)	29 (7.5)
柔道	383	47 (12.3)	16 (4.2)
现代五项全能	72	6 (8.3)	1 (1.4)
赛艇	549	18 (3.3)	40 (7.3)
帆船	380	56 (14.7)	38 (10.0)
射击	390	15 (3.8)	17 (4.4)
乒乓球	174	11 (6.3)	12 (6.9)
跆拳道	128	50 (39.1)	14 (10.9)
网球	184	21 (11.4)	4 (2.2)
铁人三项	110	16 (14.5)	7 (6.4)
排球	288	20 (6.9)	8 (2.8)
举重	252	44 (17.5)	10 (4.0)
摔跤	343	41 (12.0)	16 (4.7)

来源：Adapted from Engebretsen *et al*. 2013。经 BMJ Publishing Group Ltd. 授权转载。

二、研究设计和人群定位

通过制定损伤/疾病监测共识声明，可以描述损伤与疾病发生率、性质和原因。标准化的研究设计和数据收集可以帮助比较不同研究结果。首先，必须要明确研究的目标人群（或队列）。有时，某一研究人群的界定显而易见：例如，在一项记录了 2011 年世界杯橄榄球赛期间受伤人数的研究中，参与世界杯比赛的球员即为人群队列。需要注意的是观察期内的有关内容（这可能由队列自然决定）：记录数据者（记录医疗数据的队医；记录训练和比赛数据的教练）、数据收集方法（纸质版或电子版）和研究类型。回顾性研究是对过去一段时间内收集的历史数据进行的评估；前瞻性研究则是对未来的一段时期内跟踪队列而获取的数据进行的研究。前瞻性研究通常比回顾性研究更可靠，因为后者可能存在记忆偏移，人们可能容易记住在短时期内较严重或较新的损伤和疾病，而容易遗忘较轻和陈旧的。

三、损伤和疾病的定义

适用于所有运动的损伤和疾病的通用定义将是简洁明了的。尽管这一目标尚未实现，但是共识声明的制定统一了当前正在进行的许多研究工作（表1.2）。

表 1.2 流行病学研究中损伤与疾病的定义示例

---

a. 运动员任何身体不适的主诉……无论是否需要医学治疗或减少运动时间

b. 任何肌肉骨骼不适的主诉……对其进行了医学治疗，无论是否因此缺席比赛和（或）训练

c. 任何身体不适的主诉（与受伤无关）……对其进行了医学治疗，无论是否因此缺席比赛和（或）训练

d. 比赛或训练期间运动员任何身体不适的主诉……导致运动员在受伤后无法全程参与全部活动的时间超过 1 天

四、损伤和疾病的分类

大多数流行病学研究侧重于需要进行"医学治疗"的损伤病因学和（或）损伤和疾病事件导致"运动时间减少"的定义，少有研究会将这些事件与运动员相应的生理性局限相关联。例如，在使用"运动时间减少"这一术语时是有明确指向的（即完全缺席），但实际上，许多运动员在损伤与疾病时仍忍受着痛苦和（或）功能丧失，继续进行大量比赛和训练。因此，有必要考虑增加分类等级，即关注损伤或功能受限的等级（图 1.1）。

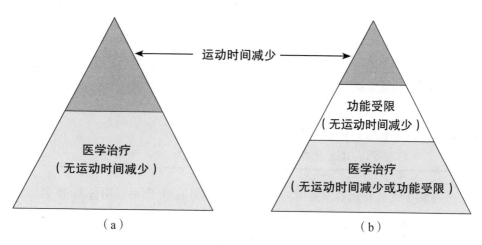

图 1.1　（a）损伤 / 疾病定义和分类的传统层级结构；
（b）损伤 / 疾病定义和分类的非传统层级结构

　　因此，需要根据研究人群来确定所需的数据收集分类和层级结构，记录全部损伤（包括"医学治疗"）可能不适用于样本数大的研究或身体接触型体育项目（如橄榄球），因为上述研究类型中受伤的次数可能很多，这会为医疗人员的记录工作造成沉重负担；反之，如果运动中只发生少数急性外伤，而大部分损伤为运动过量导致的慢性功能受限损伤（如游泳），仅使用"运动时间减少"作为分类标准可能也不合适。明确了损伤和疾病的定义后，就可以根据这种次级分类来确定需要记录的事件。在对各个研究进行比较时，有必要了解哪些损伤和疾病需要纳入和排除研究。

五、损伤和疾病的发生率

　　仅报告损伤与疾病的绝对人数，而不考虑其风险暴露的量或时长（即训练或比赛的相对小时数、运动员人数、周数 / 月数或季数），这样提供的抽样人群风险信息是很有限的。最常用的两种表示损伤或疾病发生情况的方法是发病率和患病率。传统意义上，发病率的计算方法是受伤次数［新发（和 / 或）复发］除以参与者总暴露时间，表示为标准值每 1000 小时，以便在不同体育项目之间进行比较。应分别记录训练发病率和比赛发病率的数值（表 1.3）。

表 1.3　损伤发生率的计算示例

某橄榄球俱乐部在一个赛季里参加了 48 场比赛，在此期间共发生 41 起球员受伤事件
暴露时间 = 48（比赛数）× 1.33（每场比赛小时数）× 15（所研究赛队上场球员数） 　　　　 = 960（球员比赛小时数） 发病率 = (41/960) × 1000 　　　 = 43 起受伤 /1000 比赛小时数

在缺少训练和比赛暴露时间（小时）数据时，受伤可以用每 1000 名运动员或每 1000 次运动暴露表示（1 次训练或比赛 = 1 次暴露）。与受伤不同，疾病的发生时间不限于训练或比赛期间，因此通常不能表示为时间函数（即每 1000 小时运动员训练或比赛除以暴露次数），而应以每 1000 名运动员中的发病人次或患病率来表示。

患病率用于计算在某一特定时间点（时点患病率）或时间段（期间患病率）的受伤或患病人群比例。计算患病率时需要牢记的一点是，在计算受伤 / 疾病在队列（或团队）中所占百分比的表达式中，起关键作用的是受伤或患病的人数，而不是受伤或患病的绝对次数。例如，在一个赛季中，某一赛队的 30 名运动员可能会报告 40 次受伤，也就是说，有运动员可能会发生多次受伤。整个赛队受伤比例不可能超过 100%，因此应该计算的是全队 30 人中受伤 / 患病运动员的人数（表 1.4）。

表 1.4　疾病患病率的计算示例

一个游泳队有 45 名运动员，1 周内有 3 名运动员发生 4 次疾病
患病率 = (3/45) × 100 = 6.7%

六、损伤和疾病的严重程度

损伤和疾病的严重程度可能隐含在等级记录中，即导致功能受限的疾病与导致全部运动时间减少的疾病中，后者的疾病情况更严重。传统意义上普遍公认的严重程度报告方式是受影响的天数，即从受伤 / 患病之日起至充分恢复健康之间的天数。也可以把受影响的天数归入推荐的严重程度类别中（表1.5）。视觉模拟评分法除记录天数外，还可以用来记录疼痛程度，从而提供运动员感知受伤 / 疾病严重程度的其他信息。

表 1.5　严重程度类别分组

轻微	2～3 天
轻度	4～7 天
中度	8～28 天
重度	>28 天

七、损伤和疾病的风险因素

流行病学研究的结果应包括损伤和疾病的发生率和严重程度（表示为每个风险因素的函数），即受伤部位和疾病起因（表 1.6）。

表 1.6　受伤 / 疾病风险因素示例

风险因素	示例
赛季时间	赛季前、月份、周
环境	竞赛 / 比赛或训练、场上位置
训练	具体体育项目、跑步、举重训练、心血管训练
受伤原因	接触、非接触、急性外伤、慢性运动过量、复发
受伤部位	头部、肩部、腰椎、大腿、膝关节、踝关节
受伤类型	扭伤、骨折、脑震荡、挫伤、肌腱病变
受疾病影响的系统	呼吸、消化、心血管、过敏、口腔
疾病原因	感染、运动诱导、环境、既往病史

在制定预防策略的优先次序时，重要的是要同时考虑最常见和最严重的的损伤和疾病。例如，应该重点关注那些最常见（可能不是很严重）或最严重（可能不是很常见）的损伤或疾病。换个方式来讲，在确定针对性预防措施方向时，应当考虑到运动缺席总天数或总损伤 / 疾病负担（也称为风险，表1.7）。

表 1.7　受伤率、严重程度和总损伤 / 疾病负担的比较

受伤部位	受伤次数	受伤率（%）	平均严重程度（天）	总运动缺席天数	总损伤 / 疾病负担（%）
肩部	3	6	17.6	52.8	7.5
腰椎	5	12	24.5	122.5	17.5
大腿	19	38	6.7	127.3	18.1
膝关节	8	16	41.2	329.6	46.9
踝关节	14	28	5.0	70	10.0
总计	49	100	14.3	702.2	100

八、总结

应用运动损伤 / 疾病流行病学共识声明和常见方法将有助于得出有效且准确的研究结果，同时也可以实现不同研究之间的比较。损伤和疾病的定义、发生率和严重程度及有关研究人群的损伤 / 疾病原因的详细信息，是正确识别风险因素和有效制定针对性预防措施的关键。

延伸阅读

1. Brooks, J.H.M.& Fuller, C.W. (2006) The influence of methodological issues on the results and conclusions from epidemiological studies of sports injuries: illustrative examples. *Sports Medicine*, 36 (6), 459–472.

2. Engebretsen L., Soligard T., Steffen，K. *et al.* (2013) Sports injuries and illnesses during the London Summer Olympic Games 2012. *British Journal of Sports Medicine*, 47 (7), 407–414.

3. Fuller,C.W., Ekstrand,J., Junge,A. *et al.* (2006) Consensus statement on injury definitions and data collection procedures in studies of football (soccer) injuries.*British Journal of Sports Medicine*, 40 (3), 193–201.

4. Fuller,C.W., Sheerin,K.& Targett,S. (2013) Rugby World Cup 2011: International Rugby Board injury surveillance study. *British Journal of Sports Medicine*, 47, 1184–1191.

5. van Mechelen, W., Hlobil,H.&Kemper,H. (1992) Incidence, severity, aetiology and prevention of sports injuries: a review of concepts. *Sports Medicine*, 14, 82–99.

6. Palmer-Green,D., Fuller,C., Jaques,R. *et al.* (2013) The Injury/Illness Performance Project (IIPP): a novel epidemiological approach for recording the consequences of sports injuries and illnesses. *Journal of Sports Medicine*. http://dx.doi.org/10.1155/2013/523974 [Article ID 523974, 9 pages].

第 2 章 体育运动中的即时医疗

Andy Smith

Mid Yorkshire Hospitals NHS Trust, Wakefield, England; Yorkshire Ambulance Service, Yorkshire, England; RFU Immediate Care in Sport Programme, Rugby Football Union, Twickenham, England; World Rugby Immediate Care in Rugby, World Rugby, Dublin, Ireland

概述

读完本章内容，读者将会理解以下方面：
1. 应急预案
2. 初步评估和处理
3. 运动中的脊髓损伤
4. 骨骼肌肉创伤
5. 伤口护理
6. 医疗急救
7. 医疗设备

一、引言

随着各个级别体育运动的参与度不断提高，每年在体育运动中重大创伤和（或）医疗紧急情况的发生虽然相对罕见，但仍时有发生。

在媒体曝光度较高的精英体育赛事中，经常有大量医务人员（包括医生和护理人员）在场，可以在需要时提供即时医疗，而在非精英体育赛事中，能为运动员们提供即时医疗的经过培训的人员和器材常常有限。

体育损伤和疾病相关的入院前及时医疗课程

- 橄榄球联盟（RFU）体育即时医疗。
- 苏格兰橄榄球联盟（SRU）场边和心脏医学技能。
- 橄榄球足球联盟（RFL）运动场上即时医疗处理。
- （英国）足球协会（FA）急救复苏和急救紧急援助。
- 国际电子显微镜学会联合会（IFSEM）复苏和创伤即时医疗的标准原则。
- 个人和团队运动项目中的急救医疗。

照顾运动员和运动队的医生、物理治疗师及其他专业人士需要具备一定技能并随身配备所需设备，可以在球场边、赛道旁、泳池边等为运动员提供即时医疗。医疗人员的义务是接受达到其专业学科最低要求的培训，并且定期接受技能评估和更新。医疗人员不仅要在比赛日／活动日当天做好准备，还要在训练场馆和场地做好充分准备，这些场所可能出现大量伤病或医疗问题。

二、紧急行动计划

紧急行动计划

- 制定可最大程度减少错误的紧急行动计划。
- 设备的维护和检查必不可少。
- 在训练场地和比赛场地内均应进行风险评估和计划。
- 制定在训练场地、比赛场地及随同运动员到客场比赛时所携带医疗设备的最低标准。
- 确保了解当地医院设施和场地医疗协助 / 救助队设施。
- 确保医疗团队知悉哪些运动员和工作人员患有重大疾病。

运动场医疗的质量、有效的团队合作及与急救部门的沟通对运动的顺利进行至关重要，应该考虑在紧急情况下将可能阻碍有效即时医疗和团队合作的风险因素最小化。

考量在紧急情况下运动环境、沟通、技能保留和团队合作以进行风险评估，制定"紧急行动计划"，是体育运动中即时医疗预备的重要部分。

该计划应考虑到训练和比赛场地内的潜在情况，并包括特定情景的标准操作程序、设备配置的最低标准和从业人员设备检查和技能维护的相关责任。

三、初步评估和处理

治疗严重受伤或患严重疾病的运动员时，需在安全的情况下快速进行初步评估，并且给予适当的救生或肢体保护，时间就是生命。需要一套系统化的处理方法，确保按照正确的顺序对损伤或疾病后果加以鉴别和治疗。

系统化处理方法

- SAFE 方法
- 初步检查
- 视需要进行复苏
- 重新评估
- 二次评估
- 确定性处理

（一）SAFE 方法

医疗团队的成员必须确保以安全的方式接近受伤运动员。进入赛场时，确保你们所在的医疗团队和赛事举办方知晓你们正在接近运动员，所以要穿鲜艳的背心。

SAFE 方法

- 大声呼救（Shout for help）
- 评估现场（Assess the scene）
- 脱离危险（Free from danger）
- 评估伤情（Evaluate the player）

（二）初步检查

评估受伤或患重病的运动员时，应根据他们的受伤机制、受伤情况和生命体征来确定治疗的优先次序。必须迅速有效地评估生命体征，快速进行初步检查（包括对发现的伤情进行复苏和重新评估）。这一过程即为即时医疗的"ABCDE 原则"，应明确危及生命的情况并同时对伤情进行处理。

初步检查

- 严重性出血处理
- 维持气道通畅及颈椎保护
- 呼吸及保持通气
- 循环及出血控制
- 障碍：神经学状态
- 暴露及环境控制

1. 严重性出血处理

在极罕见的情况下，运动员会出现严重性出血，应考虑使用压力包扎和动脉止血带或止血剂，在进行评估和管理运动员气道之前应该先尝试止血。

2. 维持气道通畅及颈椎保护

对于疑似受伤的运动员，如有任何颈椎损伤的可能，必须手动沿直线固定颈部，这是初步处理的一部分（图 2.1）。气道评估首先是评估运动员是否能够对声音指令做出清晰的口头反应。听声音质量可能会反映出有关气道状态的信息，也可以预测出即将出现的问题。

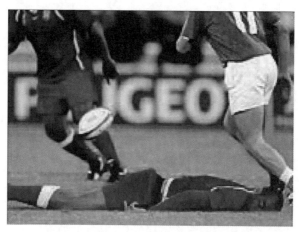

图 2.1   未进行气道保护的无意识运动员

必须及早识别气道损伤，并进行妥善处理，以尽量减少缺氧和高碳酸血症。此外，重要的是要定期重新评估气道，因为有些呼吸道问题是渐进性的，在第一次检查中可能不明显。

大多数的气道阻塞可以通过简单的气道手法轻松处理。成功处理的关键是及早发现，并且必须始终警惕实际存在或潜在的气道损伤。在体育运动中进行进一步干预是罕见的，但医疗人员必须要意识到气道阻塞的可能性，并做好适当的处理准备。

3. 呼吸及保持通气

测定呼吸频率和检查胸壁扩张是否对称很重要，此时对胸壁的粗略触诊可以发现捻发音或压痛部位。运动员一般不会在运动场上遭受立即威胁生命的伤害，但是如果出现呼吸窘迫，则需要进一步评估。

更详细的呼吸评估通常会在医疗室或救护车里进行，检查胸部、呼吸频率、肺扩张情况，进行叩诊和听诊，并检查气管偏移和发绀情况。

所幸，重大胸部创伤在体育运动中并不常见，但严重的损伤确有发生，重要的是场边医护人员要能对其进行诊断和处理。应明确危及生命的状况，并立即给予适当的治疗。患有严重损伤或疾病的所有运动员都应通过非重复呼吸（创伤）面罩给予高流量氧气。

4. 循环及出血控制

循环的评估

- 脉搏——有无桡动脉脉搏
- 脉搏——频率和强弱
- 运动员的面色——注意苍白
- 精神状态——意识水平和躁动
- 外出血的指征
- 内出血的指征

通过系统方法来识别休克早期迹象是至关重要的，如有出血，应尝试止血，同时转移运动员到相应的急诊室接受更明确的治疗。

桡动脉脉搏的存在一般表明终末器官灌注压足够，通常用来指导是否给予有胸部钝伤或腹部外伤的运动员静脉输注 250 mL 等渗液体。

存在外出血时应直接按压伤口并且使用敷料止血。如果有运动员休克的临床证据，重要的是对所有主要的潜出血区域进行评估，即胸部、腹部、腹膜后腔、骨盆和长骨；应采取适当的措施，例如，应用盆腔黏合剂或固定长骨骨折。

5. 障碍：神经学状态

观察球场上运动员神经学状态的基线水平需要应用意识清醒程度评估等级。一旦进入医务室，应采用"格拉斯哥昏迷量表（Glasgow coma scale，GCS）"进行更详细的神经系统检查，此项检查应重复多次，并且同全部初级检查的观察结果一起记录下来，以确定运动员状况是否改善或恶化。

运动场的神经系统评估

- A——清醒（alert）
- V——对声音有反应（responding to voice）
- P——对疼痛刺激有反应（responding to painful stimulus）
- U——任何刺激均无反应（unresponsive）

在体育运动背景下发生的严重头部损伤即代表医疗紧急情况。

救护的重点是随时小心固定颈椎，及早给予高流量氧气，注意气道、呼吸和循环的情况，如无改善，则应安全撤离并就近转移到急诊。

任何疑似脑震荡的运动员都应该退出比赛，并由接受过培训的医疗人员对其进行脑震荡的评估和处理。临床医生没有可以完全依赖的诊断性测试；但是诊断涉及许多方面的临床评估，包括症状、认知和平衡。

确诊为脑震荡的运动员当天不能回归训练和赛场。治疗的主体是相对认知和身体的休息，直到症状消失，并遵守渐进式的恢复训练。

6.暴露及环境控制

在场地上进行初步评估时，应当尽量限制暴露并且保护运动员安全。一旦进入了更安全的环境，在时间允许的情况下，运动员需暴露在外以便进行彻底的检查和评估，且不能延误转移。

（三）复苏

对危及生命的损伤 / 疾病的管理是改善运动员病情的关键。例如，在评估呼吸之前必须立即处理和纠正气道问题。患有重大疾病或损伤的所有运动员，应被给予合适的非重复呼吸面罩和适当充盈的贮气囊，以每分钟 $10\sim15$ L 的速度给氧。

（四）重新评估

出现下列任一情况之后应对运动员进行重新评估

- 干预
- 恶化
- 令人担忧的原因
- 不确定性情况

持续监测生命体征和神经系统状况是必不可少的。须不断地对严重受伤或患有重疾的运动员进行重新评估，以确保新的情况不被忽视并及时识别病情的恶化程度。

（五）二次评估

有紧急疾病或损伤的运动员绝不应在入院前耽误，须转移到相应的医院进行二次评估。

二次评估包括病史和彻底检查，旨在检查运动员的全部伤情。预先准备好文件能加速二次评估的过程，文件应包括运动员的个人信息、联系方式（包括直系亲属）和已完成的 SAMPLE 病史的部分内容（过敏史、药物史、既往疾病史）。

> **SAMPLE 病史**
>
> - S——症状和体征（Signs and symptoms）
> - A——过敏史（Allergies）
> - M——药物史（Medications）
> - P——既往疾病史（Past medical history）
> - L——最近一次饮食情况（Last meal and drink）
> - E——伤害/疾病的事件和环境（Events and environment of the injury/illness）

（六）确定性处理

观察记录和 SAMPLE 病史信息应随运动员共同送往医院。当地急诊部门病历复印文件的观察记录有助于运动员的连续性照护。

严重受伤或患病的运动员应该由合格的救护人员进行转移，并且配备相应的设备，以防止运动员病情恶化。

目前救护车服务和院前急救医疗队已广泛采用 ATMIST 原则移交创伤患者，该原则同时适用于已提前告知急诊部和面对面交接受伤严重的运动员的情况。

> **ATMIST 移交**
>
> - A——运动员年龄（Age of the athlete，常包括性别）
> - T——受伤时间和预计抵达时间（Time of the injury and expected time of arrival）
> - M——损伤机制（Mechanism of injury）
> - I——明确和疑似的损伤（Injuries present and suspected）
> - S——体征包括生理参数（Signs including physiological parameters）
> - T——已给予和需要的治疗（Treatment given and needed）

四、运动中的脊柱损伤

脊柱损伤的征兆

- 损伤的可能机制
- 意识水平降低
- 神经系统体征或症状
- 注意力分散损伤
- 颈椎中线压痛
- 酒精或药物中毒
- 无法向左或向右自行转动颈部大于 45°
- 无法屈伸

尽管运动中的脊髓损伤较为罕见，但是脊柱损伤的后果非常严重，因此场边医护人员能够正确地识别和处理脊柱损伤尤为重要（图 2.2）。脊柱损伤发病率高，运动员从赛场上转移时应由一支经验丰富、训练有素并且赛前排练了急救程序的队伍实行（图 2.3）。

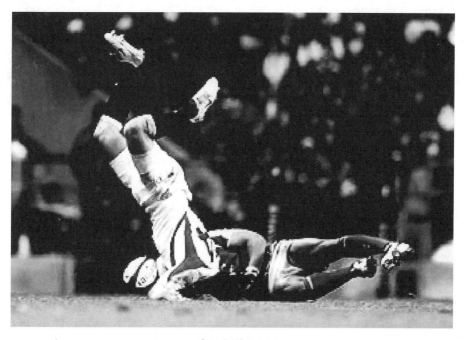

图 2.2 脊柱损伤的可能机制

19

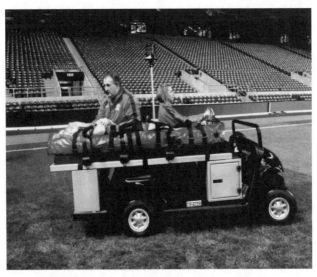

图 2.3　疑似脊柱损伤运动员的安全撤离

五、骨骼肌肉创伤

肢体损伤的 PRICE 处理

- P（Protect）——保护受伤肢体免遭进一步伤害。
- R（Rest）——使用支架或夹板休息，减少活动，防止进一步伤害。
- I（Ice）——冰敷能减轻疼痛并帮助减轻水肿。
- C（Compressing）——压迫受伤肌肉可以提供支持并防止不必要的活动。
- E（Elevation）——抬高受伤部位有利于减轻肿胀。

　　运动中的肢体损伤最为常见，早期的正确处理能减轻损伤带来的后果。初步评估应包括开放性骨折、畸形和神经血管损伤的评估。场上处理应包括 PRICE 及有效镇痛、处理伤口、复位和夹板固定受伤肢体。

六、伤口护理

　　运动创伤的正确处理对将感染率和其他并发症控制至最低水平至关重要。运动时受伤的伤口都属于脏伤口，在闭合伤口之前需进行彻底的清洁、查看评估并处理全部的软组织损伤。可以采用临时措施，使运动员能尽快返回比赛，但必须在比赛后去除临时措施，并对伤口进行适当清洗和处理。须定期检查伤口是否有感染的迹象，并给予相应的治疗。

七、医疗紧急情况

医疗状况各式各样，运动员和随队人员可能患有一些与温度相关的疾病。一些慢性疾病在优秀运动员中较常见，如哮喘、过敏（过敏性反应）、糖尿病等。了解这些情况很重要，因为这可以确保医疗队知道如何正确用药和设备评估并处理这些情况。

医疗紧急情况的一般处理方法与运动员创伤处理方法相同："SAFE 方法"和"ABCDE 原则"。与任何紧急情况一样，应尽早考虑转诊至医院的急诊部门给予确定性处理，在患者情况仍不稳定时需要进行监护，否则有可能出现病情反复的情况。

八、医疗设备

医疗设备应按照制造商的指导原则进行维护。应保留所有器材的维护记录并最少每周核对一次记录。重要的是医疗设备应当按照制造商的指导存放在安全的地方，并采取适当的安全措施。包括医疗气体在内的药物的订购、接收、贮存和处置应该依法进行。

延伸阅读

1. Faculty of Pre Hospital Care, Manual of Core Material (Royal College of Surgeons of Edinburgh).
2. Advanced Life Support Manual (Resuscitation Council UK).
3. Essential of Immediate Medical Care (C. John Eaton) (ISBN 0-443-05345-6)
4. Handbook of Immediate Medical Care (Greaves et al) (ISBN 0-7020-1881-3)
5. Practical Pre-hospital Care (Greaves et al) (ISBN 978-0-443-10360-5).
6. Pre-Hospital Care (Cooke) (ISBN 0-443-05987-X).
7. Pre-hospital Trauma Life Support Manual (ISBN 0-8151-6333-9)
8. Pre-Hospital Medicine (Greaves & Porter) (ISBN 0-340-67656-6).

第3章　体育运动中的颅脑损伤

Daniel G. Healy

Royal College of Surgeons,

Ireland; National Neuroscience Centre, Beaumont hospital, Dublin, Ireland

概述

1. 脑震荡会引起多种无关症状，包括头痛、头晕、情绪紊乱、健忘和意识模糊。

2. 线性和角位移引起一系列涉及轴突、离子通道、炎性反应和线粒体功能障碍的大脑改变。

3. 复发性颅脑损伤显著增加患者中年晚期发生神经退行性疾病的风险。

4. 用于显示脑损伤、测量生化效应及预测风险的新方法将会影响未来的临床实践。

一、引言

颅脑损伤是运动中常见的不良后果，在大多数情况下属于意外损伤。在拳击等格斗项目中，损伤是有意形成的。大多数的颅脑损伤是脑震荡，80%的损伤可在 7~10 天内恢复，有些可能需要数月才能恢复。儿童和青少年更容易发生脑震荡，并且恢复期较长。

严重性颅脑损伤（如在意识丧失或临床上怀疑有出血时）或是存在严重程度不确定的颅脑损伤，需要立即进行脑扫描。

经过验证的方案驱动策略越来越多地用于：（1）运动员的预评估，如建立赛季前认知功能的基线；（2）边线管理，如疑似脑震荡的全部运动员退出比赛。一般来说，这些方案是以专家的一致意见为基础制定的，而非科学研究。

慢性创伤性脑病（chronic traumatic encephalopathy，CTE）是一种进展性且无法治愈的神经退行性疾病，会导致过早出现帕金森综合征和痴呆。CTE 是复发性颅脑损伤患者的特异性疾病。

二、体育运动中的颅脑损伤的流行病学

1/5 的青年人颅脑损伤直接归因于体育运动和娱乐。很难直接进行体育项目之间的风险比较，例如，2009 年自行车运动中的颅脑损伤人数最多（在美国 44.7 万例运动相关的颅脑损伤住院患者中有 8.6 万例），其次是美式橄榄球（4.7 万例），但是与综合格斗（mixed-martial-arts，MMA）相比，自行车运动显然更安全；1/3 的专业 MMA 比赛导致一方运动员失去意识或因颅脑创伤而

被技术击倒。

在许多体育运动中，男女运动员脑震荡的风险尚未见明显差异，但是在男女规则相同的一些运动中（篮球和足球），女性运动员脑震荡的风险似乎更高。比赛中脑震荡的发生率也比训练中更高。并非所有脑损伤都存在颅脑创伤，例如，冰球运动中的身体阻截和橄榄球运动中的抱摔也能诱发"加速—减速脑损伤"。此外，还有许多脑震荡未报告。

三、颅脑损伤的类型

颅脑损伤可分为：（1）脑震荡；（2）脑部扫描存在明显异常的神经外科型颅脑损伤。

（一）脑震荡

美国神经医学学会将脑震荡定义为"生物力学诱导产生脑功能改变的临床综合征，通常会影响记忆和方向感，可能会导致意识丧失。"这种不实用的定义难以用于确诊缺少客观临床症状的主诉。从词源上讲，脑震荡这个术语源于拉丁动词"Concutere"（剧烈摇动），从生物力学上描述了脑损伤。16 世纪的一位军医安布鲁瓦兹·巴累（Ambroise Paré）则简洁地使用了主观术语——Commotio Cerebri（混乱的脑），这一术语现在也偶尔使用。

对于轻微或"亚脑震荡"性颅脑损伤，除了已知在每赛季中大部分户外运动员会发生几百起颅脑损伤之外，我们所知甚少。

1. 脑震荡的症状和病征

脑震荡的症状符合神经解剖学。内侧颞叶损伤导致健忘症，额叶、杏仁核损伤导致行为改变、情绪化，脑干、下丘脑和基底前脑单胺通路受损导致失眠症。

可将脑震荡症状分为三类：

（1）躯体（身体）症状，如头痛、不稳定、恶心、头晕；

（2）认知症状，如健忘、反应迟钝、模糊；

（3）行为症状，如失眠、烦躁、情绪不稳、药物滥用。

躯体症状往往是急性且占主导地位的，而认知症状和行为症状可能在数小时至数天后呈现，此时肾上腺素的作用消退。在运动脑震荡评估工具（Sports Concussion Assessment Tool，SCAT3）中的症状评估部分对三种症状进行了总结，该评估工具以苏黎世专家共识为基础制定（图 3.1）。上述工具可供下载，无版权侵犯（http://bjsm.bmj.com/content/47/5/259.full.pdf），另有儿童版本。袖珍版脑震荡识别工具适用于场边评估（http://bjsm.bmj.com/content/47/5/267.full.pdf）。

还有一些临床要点需考虑。

首先，多达半数的脑震荡症状存在发作延迟或发作时间不清楚的现象，与先前头部外伤的联系有时会被忽略。另一个常见的错误是因为有些患者没有意识丧失而不重视脑震荡，患者是否失去意识与神经解剖学的损害相关，而不是与实际伤害的严重程度相关。当出现意识丧失时，通常有典型的恢复顺序，1932 年里奇·罗素（Ritchie Russell）对其进行了细致地描述（专栏 3.1）。

> **专栏 3.1　1932 年里奇·罗素关于运动中颅脑损伤后的恢复顺序的经典描述**
>
> 患者第一次尝试表达时，通常会以呻吟或喊叫的形式频繁地重复，然后偶尔会说出几句话，这些话可能没有意义，但很快就能正确地说出几个常见短语，患者会频繁地重复这些短语，通常是大声喊叫出。患者的词汇量会逐渐增加，首先可以说出的是常见的短语，逐渐地言语变得更加易懂，但仍然缺乏理解力和条理性。患者会不断地重复讲话，并不关注别人跟他说了什么，而且表现得迷惑。约束和社会教养使一般患者可以有礼貌地跟医生和护士讲话，但这是最后恢复的功能，在此之前，患者常常会无礼地对待身边的人。在这个阶段之后，会迅速恢复洞察力、方向感和社会能力，患者恢复全部意识，开始考虑事故发生前的事件。
>
> 来源：罗素，《颅脑损伤的脑参与》。

脑震荡后头痛经常伴有偏头痛的特征（如恶心、畏光、活动后加重），偏头痛患者本身可能更容易发生脑震荡。良性运动诱发的偏头痛偶尔会与脑震荡混淆，建议进行专科神经会诊。区分脑震荡后头痛和需要神经外科手术的继发性头痛也很重要（见下文），同样，脑震荡诱发的颈部疼痛可与脊柱损伤混淆。

SCAT3™

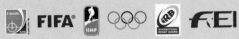

运动相关脑震荡评估工具——第三版
仅供医务人员使用

姓名： 　　受伤日期/时间： 　　检查员：

评估日期：

什么是 SCAT3？[1]

SCAT3 是评估受伤运动员脑震荡的标准化工具，适用于 13 岁以上的运动员。取代了分别于 2005 年和 2009 年发布的 SCAT 和 SCAT2[2]。12 岁以下的儿童，请使用儿童 SCAT3。SCAT3 仅供医务人员使用。如果你没有资格，请使用运动脑震荡识别工具（Sport Concussion Recognition Tool）[1]。在季前赛基线时，受试者应该测试 SCAT3，有助于解释受伤后的测试分数。

关于 SCAT3 的具体使用说明请见第 3 页。如果您不熟悉 SCAT3，请仔细阅读使用说明。SCAT3 工具的当前形式可以免费复制，以供个人、团队、团体和组织使用。任何的数字修改或复制都需要得到运动员脑震荡组织的批准。
注意：脑震荡的临床诊断最好由医学专业人士做出。在缺乏临床判断的情况下，SCAT3 可以帮助诊断或排除脑震荡。即使 SCAT3 的结果为"正常"，运动员也可能患有脑震荡。

什么是脑震荡？

脑震荡是由于脑部遭受了直接或间接打击之后，即刻发生的短暂脑功能紊乱。脑震荡会导致各种非特异性的体征和（或）症状（下面列出了一些示例），通常不会出现意识丧失。

当出现下列一种或多种情况时，应怀疑脑震荡：
—症状（如头痛），或
—体征（如失衡），或
—脑功能受损（如思维混乱），或
—异常行为（如性格改变）。

边线评估

应急管理适应证
注意：头部撞击有时会导致更为严重的脑损伤。存在下列任何一项情况时，需要考虑启动紧急程序，同时，应紧急运送到最近的医院：
—格拉斯哥昏迷评分量表评分低于 15 分
—精神状况恶化
—潜在的脊椎损伤
—存在渐进性神经病学症状、症状恶化或出现新的神经病学体征

脑震荡的潜在症状？
如果头部遭受直接或间接打击之后出现下列任何一项症状，运动员就应停止比赛，由专业医疗人员进行评估，如果怀疑有脑震荡，当天不应重返赛场。

有没有失去知觉？	■ 是	■ 否
"如果有的话，持续了多长时间？"		
平衡或运动不协调（绊倒，行动缓慢和活动费力等）？	■ 是	■ 否
迷失方向或思维混乱（无法恰当地回答问题）？	■ 是	■ 否
有没有失忆？	■ 是	■ 否
"如果有的话，持续了多长时间？"		
"失忆是受伤前还是受伤后出现的？"		
面无表情或目光呆滞：	■ 是	■ 否
上述任何一种情况与可见的面部损伤结合：	■ 是	■ 否

---

1 格拉斯哥昏迷量表（GCS, Glasgow Coma Scale）

睁眼反应（E, Eye opening）

无法睁眼	1
有刺激或痛楚会睁眼	2
呼唤会睁眼	3
自然睁眼	4

语言反应（V, Verbal response）

无任何反应	1
可发出声音	2
可说出单字	3
可应答，但有答非所问的情形	4
说话有条理	5

肢体运动（M, Motor response）

无任何反应	1
对疼痛刺激有反应，肢体会伸直	2
对疼痛刺激有反应，肢体会异常弯曲	3
对疼痛刺激有反应，肢体会弯曲或回缩	4
施以刺激时，可定位出疼痛位置	5
可依指令动作	6

格拉斯哥昏迷指数（E + V + M）	of 5

应记录所有运动员的格拉斯哥昏迷指数，以防随后出现恶化。

2 Maddocks 评分[3]

"我将问你几个问题，请仔细听清楚并尽最大努力回答。"
修订后的 Maddock 测试（回答正确得 1 分）

我们今天在什么体育场？	0	1
现在是上半场还是下半场？	0	1
在这场比赛中最后得分的谁？	0	1
你在上周/上一场的比赛是和谁进行的？	0	1
上一场比赛你们球队赢了吗？	0	1
Maddocks 评分		of 5

Maddocks 评分仅用于脑震荡的辅助诊断，无须进行连续测试。

注意：损伤机制（"告诉我发生了什么事？"）
_____
_____
_____
_____

应该将任何疑似脑震荡的运动员**带离赛场**，进行医学评估，监测病情，观察是否出现恶化（例如，不应让运动员独处），未经医务人员许可，不得驾驶机动车。任何诊断为脑震荡的运动员都不应在受伤当天重返赛场。

图 3.1　SCAT3 以苏黎世专家共识为基础制定，用于评估脑震荡，适用于 13 岁以上的运动员。SCAT3 是一种筛查评估工具，不能单独判断脑震荡的诊断或恢复状态。脑震荡的诊断只能由治疗脑震荡有经验的专业医务人员给出

运动员背景

姓名：_____ 日期：_____
检查者：_____
运动队 / 学校：_____ 日期 / 损伤时间：_____
年龄：_____ 性别：▢男 ▢女
完成多少年教育：_____
优势手： ▢左手 ▢右手 ▢都不是
你过去曾被诊断过几次脑震荡？_____
最近一次脑震荡诊断是什么时候？_____
最近一次脑震荡恢复时间多久？_____
你曾否因头部受伤而住院或接受过医学 ▢是 ▢否
影像检查
你曾经诊断出患头痛或偏头痛过吗？ ▢是 ▢否
你有学习障碍、阅读困难、注意力缺失症（ADD）/ ▢是 ▢否
注意缺陷多动障碍（ADHD）吗？
你是否曾诊断出患有抑郁症、焦虑症或其他精神疾病？ ▢是 ▢否
你家里是否有人诊断出过上述疾病？ ▢是 ▢否
你有服用什么药物吗？如果是，请列出： ▢是 ▢否
_____

应在静息状态下进行 SCAT3 测试，最好是在完成运动 10 分钟以后再测试。

症状评估

3 你感觉如何？
"运动员要根据当时的感觉，基于当前症状给自己打分。"

	无	轻度		中度		重度	
头痛	0	1	2	3	4	5	6
头胀	0	1	2	3	4	5	6
颈疼	0	1	2	3	4	5	6
恶心或呕吐	0	1	2	3	4	5	6
头晕	0	1	2	3	4	5	6
视力模糊	0	1	2	3	4	5	6
平衡困难	0	1	2	3	4	5	6
对光敏感	0	1	2	3	4	5	6
对噪音敏感	0	1	2	3	4	5	6
感觉动作缓慢	0	1	2	3	4	5	6
感觉像在雾中	0	1	2	3	4	5	6
感觉不舒服	0	1	2	3	4	5	6
集中注意力困难	0	1	2	3	4	5	6
记忆困难	0	1	2	3	4	5	6
疲劳或活力低	0	1	2	3	4	5	6
混乱	0	1	2	3	4	5	6
困倦	0	1	2	3	4	5	6
入睡困难	0	1	2	3	4	5	6
更情绪化	0	1	2	3	4	5	6
易激惹	0	1	2	3	4	5	6
悲伤	0	1	2	3	4	5	6
紧张或焦虑	0	1	2	3	4	5	6

症状总数（最多 22 个） ▢
症状严重程度评分（最高可达 132 分） ▢

体力活动是否会加重症状？ ▢是 ▢否
脑力活动是否会加重症状？ ▢是 ▢否

▢ 自我评定 ▢ 在临床医生监测下自我评定
▢ 临床医生评定 ▢ 在父母陪伴下自我评定

整体评价：如果在运动员受伤之前你就很了解他 / 她，那么他 / 她的表现和平时相比有什么不同？
请圈出一个回复：

没有区别	非常不同	不确定	无法知道

SCAT3 评分不应该作为诊断脑震荡、衡量恢复情况或决定运动员在患有脑震荡后是否可以重返赛场的独立方法。
由于症状和体征可能随着时间的推移而发生变化，因此脑震荡的急性评估需要重复多次进行。

认知与身体评估

4 认知能力评估
标准化脑震荡认知评价（SAC）[4]

定向力（正确答案得 1 分）

现在是几月？	0	1
今天是几号？	0	1
现在是星期几？	0	1
今年是哪一年？	0	1
现在是几点？（1 小时内）	0	1
定向力评分		/5 分

即刻记忆力

列表	第 1 次试验	第 2 次试验	第 3 次试验	备选词列表		
手肘	0 1	0 1	0 1	蜡烛	小孩	手指
苹果	0 1	0 1	0 1	纸张	猴子	美分
地毯	0 1	0 1	0 1	蜜糖	香水	毛毯
马鞍	0 1	0 1	0 1	三明治	日落	柠檬
泡沫	0 1	0 1	0 1	货车	铁器	昆虫
总计						

即时记忆总分 /15 分

专注度：数字逆向测试

列表	第 1 次试验	备选词列表		
4-9-3	0 1	6-2-9	5-2-6	4-1-5
3-8-1-4	0 1	3-2-7-9	1-7-9-5	4-9-6-8
6-2-9-7-1	0 1	1-5-2-8-6	3-8-5-2-7	6-1-8-4-3
7-1-8-4-6-2	0 1	5-3-9-1-4-8	8-3-1-9-6-4	7-2-4-8-5-6
总分 of 4				

专注度：逆向月份测试（整个序列正确得 1 分）
12 月—11 月—10 月—9 月—8 月—7 月—6 月—5 月—4 月—3 月—2 月—1 月 0 1

专注度 /5 分

5 颈椎检查

运动范围 压痛 上、下肢感觉和力量
发现：

6 平衡检查
执行以下一个或两个测试。
脚部穿戴（鞋、光脚、护踝、胶布固定等）
修正平衡错误评分系统（BESS）测试 [5]
测试脚（比如哪只是非优势脚） ▢左脚 ▢右脚
测试平面（硬地板、场地等）
状况
双脚姿势 错误
单脚姿势（非优势脚）： 错误
前后纵列姿态（非优势脚在后） 错误
和（或）
走直线步态 [6, 7]
时间（测验 4 次，选取最好的一次）：_____ 秒

7 协调测试
上肢协调
测试的是哪只手臂 ▢左 ▢右
协调测试得分 /1 分

8 SAC 延迟性记忆 [4]

延迟性记忆得分 /5 分

图 3.1（续）

说明

SCAT3 中的斜体字是测试人员给运动员的指示。

症状评估

"你要根据当时的感觉，基于当前症状给自己打分。"
由运动员独自完成测试。应在静息状态下进行症状量表测试，最好是在完成运动 10 分钟以后再测试。
症状总数，最大为 22 个。
对于症状严重程度评分，所有分数相加，最大可能值为 22×6=132。

SAC[4]

即刻记忆力

"我将测试你的记忆力。我会给你读一些单词，当我结束时，你要按任何顺序，尽可能多地重复你能记起的单词。"

实验 2 和实验 3：
"我将重复读一遍同样的单词列表。当我结束时，重复你能记起的单词，无论顺序如何，即使你之前说过该词。"
不论第 1 次试验和第 2 次试验的分数如何，所有 3 次试验都要完成。
以每秒钟读一词的速度进行测试。
每答对一次得 1 分。将所有 3 次试验的得分相加为总分数。不要事先告知运动员将对其进行延迟性记忆测试。

专注度
数字逆向测试
"我将读出一串数字，读完之后，你以逆向的顺序念出来，跟我念给你听的顺序正好相反。例如，如果我说 7—1—9，你就说 9—1—7。"
如果读得正确，就转向下一个字符串长度。如果读得不正确，请阅读试验 2。每个字符串长度可能有一个数值的差别。两次测试结果都不正确后停止。应该以每秒 1 个的速度读出数字。

逆向月份测试
"现在告诉我一年中月份的逆向顺序。从最后一个月开始，向回说出。因此，你会说 12 月、11 月……"
整个顺序正确得 1 分。

延迟性记忆
延迟性记忆应在平衡检查和协调测试完成再进行。
"你记得我数分钟之前念的单词表吗？尽可能多地告诉我你回忆起的单词，任何顺序都可以。"
每回答正确 1 次得 1 分。

平衡检查

修正平衡错误评分系统（BESS）测试[5]

BESS 平衡测试是平衡误差评分系统的修正版本 5。测试需要使用秒表或带有秒针的手表。
"我现在要测试你的平衡能力。请脱下鞋子，将裤腿卷至脚踝以上（如适用），并取下脚踝上的所有绑带（如适用）。测试之中，会测试三种姿势，每种姿势的测试会持续二十秒。"

（a）双腿站立姿势：
"第一种姿势是双腿并拢站立，双手放在臀部，闭上眼睛。试着保持稳定姿势 20 秒。我会记录你脱离这个姿势的次数。你准备好姿势并闭上眼睛后，我就开始计时。"

（b）单脚站立姿势：
"如果你要踢球，你会用哪只脚？（那就是你的优势脚）"现在用你的非优势脚单脚站立。优势腿应该保持髋部屈曲大约 30 度、膝关节屈曲大约 45 度。与第一种姿势相同，双手放在臀部，闭上眼睛，应该保持稳定姿势 20 秒。我会记录你脱离这个姿势的次数。如果你在保持姿势的过程中跌倒了，睁开眼睛，回到原始姿势，继续保持平衡。你准备好姿势并闭上眼睛后，我就开始计时。"

（c）前后纵列姿势：
"让你的非优势脚在后面，优势脚的脚跟对着非优势脚的脚尖站立。你的体重应该均匀地分布在双脚上。双手放在臀部，闭上眼睛，应该保持稳定姿势 20 秒。我会记录你脱离这个姿势的次数。如果你在保持姿势的过程中跌倒了，睁开眼睛，回到原始姿势，继续保持平衡。你准备好姿势并闭上眼睛后，我就开始计时。"

平衡测试——错误类型
1、手移开臀部
2、眼睛睁开
3、跨步、绊倒、倒下
4、髋关节外展大于 30 度
5、抬起脚尖或脚跟
6、脱离测试姿势超过 5 秒

每一项测试会持续 20 秒，通过记录运动员出现错误动作次数以及偏离正确姿势的次数，以得到分数。只有当受试者准备好开始姿势时，检查者才会开始计算错误次数。修正 BESS 测试中的三个试验时，每个错误出现时，添加一个错误点，最后算出总数。每个姿势下，最大错误点数是 10。如果一个运动员同时犯下多个错误，只能算是一个错误记录；但运动员迅速恢复到原始姿势并稳定后，才能开始计数。如果受试者在开始时无法保持姿势 <u>5 秒钟</u>以上，则该试验应该算为最高分 10 分。

选项：为了进一步评估，可以在中密度泡沫表面（例如，长约 50 厘米、宽约 40 厘米、厚度约为 6 厘米）上测试上述三种姿势。

走直线步态[6, 7]
要求受试者双脚并拢站在起跑线上（测试时最好脱掉鞋子）。然后，嘱咐受试者沿着一条 38 毫米宽、3 米长的直线（运动胶带）尽可能快速、准确地向前走，让脚后跟接触脚尖，确保走每一步时，一只脚的脚后跟紧靠另一只脚的脚尖。让受试者到达终点后马上转身，然后以同样步态回到起点。总共进行 4 次试验，选取最佳时间。受试者应在 14 秒内完成测试。如果运动员偏离跑道，脚后跟与脚尖没有紧贴，或者试验过程中受试者碰到或抓住考官或物体，则为失败。出现失败情况，则不需要记录时间，并在适当情况下重复试验。

协调测试

上肢协调
指鼻试验（FTN）：
"我现在要测试你的协调性。请舒服地坐在椅子上，眼睛睁开，手臂（右或左）伸直（肩膀弯曲 90 度，肘部和手指伸直），指向前方。当我发出开始信号时，你要用示指指端触碰自己的鼻尖，然后尽可能迅速、准确地回到起始位置，连续重复五次指鼻试验。"

评分：4 秒内成功重复 5 次则得 1 分。
检测者注意：如果运动员没有碰到鼻子，没有完全伸直肘部，或者没有成功重复五次，则应判定为试验失败，记为 0 分。

参考文献和脚注

1. This tool has been developed by a group of international experts at the 4th International Consensus meeting on Concussion in Sport held in Zurich, Switzerland in November 2012. The full details of the conference outcomes and the authors of the tool are published in The BJSM Injury Prevention and Health Protection, 2013, Volume 47, Issue 5. The outcome paper will also be simultaneously co-published in other leading biomedical journals with the copyright held by the Concussion in Sport Group, to allow unrestricted distribution, providing no alterations are made.
2. McCrory P et al., Consensus Statement on Concussion in Sport – the 3rd International Conference on Concussion in Sport held in Zurich, November 2008. British Journal of Sports Medicine 2009; 43: i76–89.
3. Maddocks, DL; Dicker, GD; Saling, MM. The assessment of orientation following concussion in athletes. Clinical Journal of Sport Medicine. 1995; 5(1): 32 – 3.
4. McCrea M. Standardized mental status testing of acute concussion. Clinical Journal of Sport Medicine. 2001; 11: 176 – 181.
5. Guskiewicz KM. Assessment of postural stability following sport-related concussion. Current Sports Medicine Reports. 2003; 2: 24 – 30.
6. Schneiders, A.G., Sullivan, S.J., Gray, A., Hammond-Tooke, G. & McCrory, P. Normative values for 16–37 year old subjects for three clinical measures of motor performance used in the assessment of sports concussions. Journal of Science and Medicine in Sport. 2010; 13(2): 196 – 201.
7. Schneiders, A.G., Sullivan, S.J., Kvarnstrom. J.K., Olsson, M., Yden. T. & Marshall, S.W. The effect of footwear and sports-surface on dynamic neurological screening in sport-related concussion. Journal of Science and Medicine in Sport. 2010; 13(4): 382 – 386

图 3.1（续）

运动员信息

任何疑似患有脑震荡的运动员都应该停止比赛，然后寻求医疗评估。

需要注意的症状

在最初的 24～48 小时内可能会出现的症状。不应让运动员独处，如果出现下列症状，必须立即前往医院：

—持续加重的头痛
—昏昏欲睡或不能被唤醒
—无法识别出人或地方
—多次呕吐
—表现异常或看起来混乱，非常易怒
—癫痫发作（手臂和腿无法控制地抽搐）
—四肢无力或麻木
—站不稳；说话含糊不清

记住，重点是保证运动员安全。
如果怀疑患有脑震荡，则需要咨询医生。

返回赛场

运动员受伤当天不应返回赛场。
当运动员再通过医疗检查后，按照循序渐进的指导程序训练，并且分阶段进行，之后才能重返赛场。
例如：

康复阶段	各康复阶段的功能锻炼	阶段目标
不能活动	身体和认知休息。	恢复身体和认知。
轻度有氧运动	步行，游泳或固定式脚踏车，目标心率应为最大心率的70%。禁止阻力训练。	提高心率。
运动专项训练	冰球运动中的滑冰训练，足球运动中的跑步训练。禁止头部撞击性活动。	增加移动能力。
非接触性训练	进行更复杂的训练，例如，足球和冰球运动中的传球训练。可以开始渐进式抵抗训练。	提供运动、协调和认知负荷。
完全接触性训练	体检合格后参加正常的训练活动。	恢复信心，并且功能技能通过教练组评估。
重返赛场	正常比赛	

每个康复阶段至少应该持续 24 小时或更长时间，如果症状复发，运动员需要休息直到症状消失，然后再重新进行前一个无症状阶段继续训练。阻力训练只能在康复后期进行。
如果运动员的症状持续超过 10 天，建议请脑震荡治疗专家进行会诊。
在重返赛场之前，必须进行体检。

得分汇总：

测试项目	得分		
	日期：_____	日期：_____	日期：_____
症状数（/22分）			
症状严重程度（/132分）			
定向能力（/5分）			
即刻记忆力（/15分）			
专注度（/5分）			
延迟性记忆（/5分）			
SAC 总得分			
BESS 测试（总误差）			
走直线步态（秒数）			
协调测试（/1分）			

备注：

_____
_____
_____
_____
_____
_____
_____
_____
_____
_____
_____
_____
_____
_____
_____
_____

脑震荡损伤的建议

（供患有脑震荡运动员的监测者使用）

确定运动员的头部已经遭受损伤。已经进行了仔细的医学检查，没有发现任何严重并发症出现。康复时间因人而异，患者需要由一位负责任的人再监护一段时间。治疗医生将提供阶段性康复训练指导。
如果你出现任何行为上的变化、呕吐、头晕、头痛加重、复视或过度嗜睡等症状，请立即与医生或最近的医院急诊室联系。

其他重要注意事项：
—保证休息（身体休息和精神休息），包括训练或运动，直到症状消失或健康状况得到改善
—禁止饮酒
—在没有医疗专业人员监督时不得使用处方药或非处方药
　特别需要注意：
　•禁止服用安眠药
　•禁止服用阿司匹林、消炎药或镇静止痛药
—在体检合格之前禁止开车
—在体检合格之前禁止训练或运动

诊所电话号码　　　　_____

患者姓名　_____
损伤日期 / 时间　_____
体检日期 / 时间　_____
治疗医生　_____

联系方式或盖章

图 3.1（续）

运动员可以使用"头晕"来形容多种病因学上无关的症状：不稳（小脑）、眩晕（迷路）和深度感知受损（顶枕叶皮质）。大部分"头晕"的症状预示着患者病情恢复会慢于正常情况。脑震荡性头晕应该与真正的迷路性眩晕区别开，后者发作时运动员感到天旋地转，并且总伴有眼球震颤的客观体征。运动中最常见的病因是良性位置性阵发性眩晕，由微小的脱落耳石刺激半规管所致。突然转动头部会引起短暂的剧烈眩晕（5~15秒）和严重的旋转性眼球震颤。"Epley 前庭复位方法"能有效治愈良性位置性阵发性眩晕。在会致人窒息的体育项目中（如摔跤和 MMA），头晕伴随颈部疼痛则意味着可能存在椎动脉夹层和脑卒中。

心理症状可能是青少年脑震荡的唯一表现，异常行为改变、烦躁、愤怒爆发和药物滥用都是危险信号。

最后，对方运动员头部或手臂对患者头部做出的短暂有力的动作，公认为会对患者产生直接影响。运动员有时候会采用"击剑姿势"，在 YouTube（视频网站）搜索该术语有许多可以帮助理解的例子。其他常见的症状为短暂的肌阵挛和脑震荡性癫痫发作，虽然这些症状表明存在严重的颅脑损伤，但并不会增大癫痫发作的风险。在大多数国家，脑震荡性癫痫患者可以开车，并且无须给予抗癫痫药。

2. 脑震荡的病理生理学

果冻般柔软的大脑可能受到线性加速—减速和（或）角加速度（旋转）运动损伤（图 3.2）。当加速运动突然停止时头部会遭受线性冲击，自由运动的大脑撞击前方坚硬的颅骨内侧，产生的"冲击"伤可能会损伤撞击位置的神经元，而二次回弹移位或反弹可能会影响与大脑原始撞击相反的位置（反向冲击）。对枕骨的直接打击可以机械地激活视觉皮层，这就是"眼冒金星"的现象。

在角加速运动中（如左勾拳打到下颚，相对固定的脑干上方的皮质发生扭曲），使得轴突延展从而引起上脑干中心的短暂功能障碍。上脑干中心对于维持意识（网状活化中心）和肢体肌张力（网状脊髓神经束）十分重要，因此，大脑遭受角加速度冲击会导致意识突然丧失（瞬间击昏）和（或）短暂性肢体低张力（果冻腿）。当角加速度剧烈时（如赛车运动的车祸中），可能会使轴突断裂导致严重的认知和运动缺陷。弥漫性轴索损伤会影响白质神经束（如胼胝体和小脑）的输入，临床实践中越来越多地应用弥散张量磁共振成像来检查这种损伤。

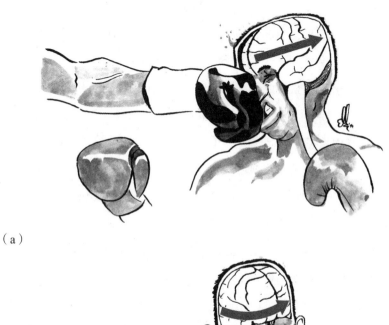

（a）

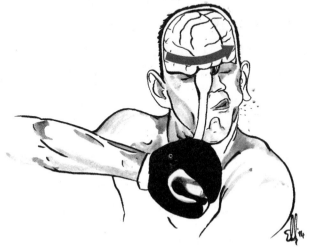

（b）

图 3.2 造成头部损伤的示意图：（a）线性加 – 减速；（b）角加速度（旋转）

图片由约恩·凯莱赫医生绘制（www.eoinkelleher.com）

31

小鼠颅脑损伤的研究表明，创伤导致脑膜和神经胶质界膜上出现微小裂孔，之后依次出现神经元缺失。大脑的炎症反应，特别是小胶质细胞会堵住这些小孔，这意味着炎症对于轻度创伤性脑外伤可能是有益的。多达50% 的脑震荡运动员的标准核磁共振 FLAIR T2 序列检查中可见脑膜信号的异常改变。

在单细胞水平，神经递质（如谷氨酸）任意释放会引发一连串的代谢过程，改变离子通道通量，引起钾离子流出胞外和细胞内的钙离子活动。恢复正常离子梯度所需的能量（三磷酸腺苷 / 葡萄糖）可能会引发细胞的能量危机。低强度正电子发射断层成像（Positron Emission Tomography，PET）可显示脑震荡运动员脑损伤区域的葡萄糖摄取情况。

脑脊液检查中可见异常高水平的重要脑蛋白（Tau，神经丝，S100B）。在美式橄榄球运动员的血清中发现星形胶质细胞 S100B 的抗体，提示血脑屏障损伤和病理免疫应答的可能性升高。生物标记蛋白的测定在脑震荡诊断中起到重要的作用。此外，在未来，只有在 PET 脑扫描的能量不足或血液和脑脊液中的蛋白质升高恢复正常之后，运动员才能回归训练和比赛。

（二）神经外科型颅脑损伤

严重头部外伤可能导致颅内出血，累及脑实质或周围的硬膜下或脑膜外膜间隙（图 3.3，彩图见文末）。硬膜下出血的往往是静脉（桥静脉）破裂，因此症状进展要比硬膜外出血（典型动脉出血）更慢（通常与颅骨骨折和脑膜中动脉破裂相关）。

神经外科型颅脑损伤的临床症状包括眼眶周围和耳后瘀斑（巴特耳征）、鼓室积血、脑脊液渗出 / 鼻漏和面部骨折。仔细检查视神经水肿程度（视盘水肿）是当务之急，因为视神经水肿是颅内压升高的特征症状。

神经外科型颅脑损伤和脑震荡的症状有很多相似之处。严重头痛、创伤后健忘症、年龄大于 65 岁、癫痫发作（5%~10%）和局灶性神经功能缺损（如中脑压迫导致瞳孔不对称）是危险信号。CT 和 MRI 脑扫描为确诊手段：MRI 能提供更细致的脑实质检查，尤其是小出血点，但是早期出血更容易在

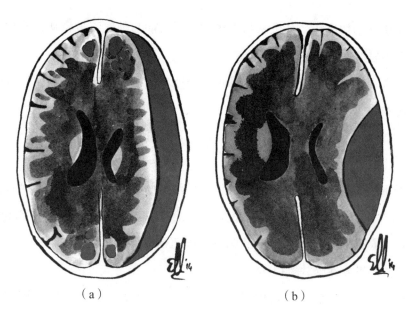

（a）　　　　　　　　　　　（b）

图 3.3　受击部位和反向部位相关的脑出血或挫伤的示意图：
左颞叶硬膜下脑出血（a）和左颞叶的硬膜外出血（b）
图片由约恩·凯莱赫医生绘制（www.eoinkelleher.com）

CT 上看到。

　　导致出血（及相关水肿）的主要风险是小脑幕颞叶疝和脑干或血管结构
（锥形）的压迫，此时需要清除血肿并监测颅内压。不会导致颅压变化的小
血肿通常采取保守治疗。硬膜外出血的危险之处在于，有 30% 的运动员存在
"中间清醒期"：运动员被初始的震荡力量击昏，但是很快恢复意识（中间清
醒期），硬膜外出血未被识别后导致继发性颅内压升高，几分钟至几小时后
又出现昏迷。因此，颅脑损伤的运动员需观察至少 24 小时（包括从睡眠中
觉醒）并避免饮酒。

　　创伤后长期的情绪、动机和个性等心理上的改变常见于实质性额叶创伤，
10% 的运动员在 5 年内出现无诱因的癫痫发作。

四、二次损伤综合征

　　大脑受到第二次撞击后（通常较轻微）产生弥漫性不受控制的肿胀，接

着出现小脑幕切迹疝，其机制尚不明确，但可能与脑血流量自动调节功能的丧失和钙通道失调有关。

二次损伤综合征较罕见，常见于儿童或青少年，有些病例可能只是第一次损伤的后期反应。

五、颅脑损伤的处理

严重的脑损伤会损害处于无意识或半清醒状态的运动员的呼吸模式。应急处理方式应符合加强创伤生命支持指南（Advanced Trauma Life Support, ATLS），依照核心"ABCDE"原则进行快速初级评估。适当的气道处理可以预防和限制继发性脑缺氧损伤。

确定气道的放置是气道护理的黄金标准，通常需要有经验的气道护理高级人员使用诱导药剂和短效神经肌肉阻滞剂完成。但是，在体育赛事中不常备专业人员和设备——不过在职业拳击赛中，通常场边有麻醉师。发生事件的物理环境可能会阻碍复苏，可以暂时使用简单的氧气袋面罩、吸氧帮助患者尽快通气并转移到最近的适当医疗机构（迅速解救，尽快撤离）。

所有直接头部伤害的处理都必须保护颈椎，颈部应该用半刚性颈托、固定板和绑带固定在中立位置，必须以假定存在脊柱损伤对待丧失意识的运动员。应谨慎拿掉头盔，通常由两名医疗人员操作。应先进行气道保护并先处理直接危及生命的损伤，然后再处理潜在的脊柱损伤。

对于呼吸稳定的运动员，最重要的是明确存在需要转诊医院的神经外科损伤类型。SCAT3 中列举出了急需注意的体征（图 3.1）。格拉斯哥昏迷量表是一种测试睁眼、语言反应和动作反应量表，有一定参考价值，但临床判断和经验也至关重要。更高级的皮质功能测试、动眼和平衡测试可以为异常情况提供更准确且更早的线索。众所周知，脑出血会被肾上腺素的作用掩盖，所以在神经系统检查之前需要让患者平静一段时间。硬膜外出血的渗透期是另一个需要警惕的情况。

疑似脑震荡的所有运动员都应立即退出比赛且不能返回。一旦排除了 ABC

和神经外科的问题，应该使用 SCAT3 评估脑震荡，其包含范围广泛的运动和认知脑功能的评估，而且比方向感测试（哪边？）或长期记忆测试（我的名字是什么？）更具辨识力。马多克斯的五个问题是有效的筛选工具（图 3.1）。

回归比赛

在症状完全消失前，运动员不应回归比赛或训练。最好由与运动队或运动员无情感关联的医生进行评估。关于这个问题，疾控中心和美国神经病学学会提供了建设性的教学视频（www.cdc.gov/concussion/HeadsUp/clinicians）。

SCAT3 中返回赛场部分提供了六个阶段分级锻炼方案的例子（图 3.1），运动员在每个阶段必须至少达到 24 小时无症状后才可以进入下个阶段（图 3.1）。

体育运动中，运动员会不断超越身体和精神能力的极限。但缺点是运动员有时会低估症状，因为他们担心可能会被禁止参赛或推迟回归比赛。作者认为有必要向运动队解释：（1）脑功能是运动技能和表现的主要决定因素；（2）若脑震荡未痊愈就参加运动会延长恢复时间，增加脑震荡复发的风险（特别是 10 天内），并且有时会与二次损伤综合征相关。在此需利用这个机会解释复发性颅脑损伤和 CTE 的长期联系。颅脑损伤有时与下丘脑—垂体轴功能障碍相关，通常是暂时性的。创伤后垂体功能减退跟脑震荡运动员的身体和神经精神的病症类似，特别是患有性欲丧失、闭经和身体过度劳累的患者，此类患者需要进行内分泌诊断。

许多运动队、学校和大学会为运动员建立赛季前神经心理评分基线。脑震荡后，运动员必须重新接受测试并应与季前得分比较。市售的 ImPACT 神经认知测试应用最为广泛（www.impacttest.com），这项 30 分钟的计算机测试可以评估多个大脑区域，包括记忆、处理速度和反应时间。然而，ImPACT 和 SCAT3 这样的测试并不是独立的测量措施，也没有能帮助确定运动员是否可以回归赛场或免除医生评估的"正常分数"或者分数界限。

六、慢性创伤性脑病

1928 年，病理学家哈里森·马特兰（Harrison Martland）观察到"拳击迷和发起者已经认识到了发生在职业拳击手当中特有的状况，拳击界将其称之为拳击醉态"。现在称之为慢性创伤性脑病（chronic traumatic encephalopathy，CTE）。CTE 仅见于复发性脑损伤的患者，是由神经元内异常累积的蛋白质所致，如过磷酸化 Tau 和 TDP-43。从位置形态来讲，脑震荡相关的大脑区域会选择性地易受累，尸检显示了与 CTE 症状有关的神经解剖学分布（杏仁核、丘脑、间脑、尾状、海马、眶额叶皮质）。图 3.4 显示了一位已故美式橄榄球运动员大脑中的 CTE 病变，棕色物质是免疫组化染色检测出的异常 Tau 蛋白。

CTE 通常出现在 40～60 岁的人群中，也就是在运动员退役后。早期症状多见于心理方面（如冷漠、抑郁、冲动、药物滥用、社会和家庭关系破裂）；之后，出现更复杂的神经学症状，包括健忘症（特别是新记忆获取）、言语含糊、步态不稳和帕金森综合征。最常被引用的研究是职业生涯在 1930—1950 年期间职业拳击手，发病率为 17%。

常规的成像技术如 CT 和 MRI 只显示晚期神经退行性病变（如严重的脑萎缩）。另一个晚期的放射学发现是两个小叶之间的

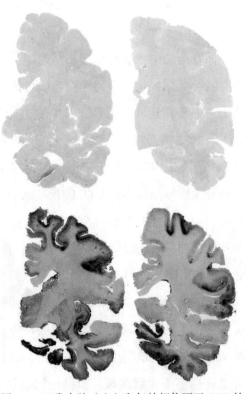

图 3.4　正常大脑（上）和年龄相仿死于 CTE 的美式橄榄球运动员（下）额颞皮质冠状面视图：注意体积减小和皮质外层 Tau 蛋白棕色的免疫组化染色特征，特别是脑沟深部和中间颞区

切片由安·麦基医生提供

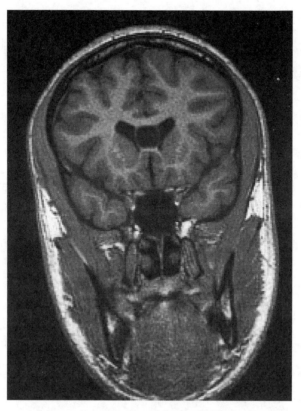

图 3.5　冠状位 T1 MRI 脑扫描显示的中央囊性结构称为透明隔腔（CSP）。CSP 在职业拳击手中更常见，可能是源于重复的创伤或脑膜开窗或代偿性扩大的结果，但是，CSP 也可能是正常的发育变异，当偶然发现时特别是在年轻业余拳击手中就造成临床难题

透明隔膜上存在空洞（透明隔腔），正如在电影《洛奇 5》中著名的描述（图 3.5）。这也可能是正常的变异，会使运动员难以回归比赛，特别是拳击比赛。人们希望新技术，例如，脑 Tau 蛋白的体内放射标记将能使 CTE 的生前诊断成为可能。

　　职业拳击手大脑健康研究是一项正在进行的大规模纵向研究，专注于拳击手的神经认知衰退。初步数据表明，神经元缺失与拳击运动员从业年数之间存在明确的相关性，例如，5 年之后，拳击员从业时间每增加 1 年，尾状体积平均减少 1%。其他高风险运动也有类似的研究（如英式橄榄球和美式橄榄球）。

目前尚不清楚 CTE 是否由几次严重的脑部打击所致，还是由频繁的亚脑震荡打击所致，或是两者皆有。诸如 Tau 蛋白 和 APOE4 等基因的遗传变异可能会增加易感性。CTE 没有已知的治疗方法。

七、颅脑损伤的预防

在自行车、滑雪和赛车等高速冲击型运动中，头盔能减少严重的面部和颅脑损伤，在高速球类运动中使用头盔也有类似的益处。相比之下，在大多数户外运动（如足球）中，头盔不能降低脑震荡发病率。头盔对于存在角加速度的冲击尤其无益，甚至可能加剧扭伤。头盔应该大小合适，具有国际安全标准贴纸（如 ASTM、GPSR、CPSC），并定期更换。

实验室设计头盔的挑战是要准确地模拟现实生活中的脑震荡冲击力，头部撞击遥测（Head Impact Telemetry，HIT）是一个著名例子，有许多因素被证明有误（如 CSF，相对颈部力量和运动员冲击前自身支撑力的影响）。头盔用作武器时可能会导致其他运动员的颅脑损伤。护牙托能防止牙齿和面部受伤，但不会减少脑震荡发病率。

颈部肌肉强化和改善可以减轻直接传递到大脑的冲击力，例如，减少拳击中左勾拳带来的头部扭转（角加速度）。收缩的颈部肌肉组织能增加头部的有效质量，从生物力学上讲，可能会将冲击的能量分散到整个身体，然而这个理论尚未经证实。

规则的更改很重要，例如，爱尔兰曲棍球引入头盔后，受伤运动员中颅脑损伤的比例从 51% 降到了 35%。同样，冰球也得益于身体阻截规则的改变。设有自行车道的街道上，以死亡和严重受伤为结果的车祸减少了 40%。

文化的改变和运动员 / 教练员意识的提高也很重要，例如，观众和电视评论员不应给予那些头部受伤后返回赛场的运动员鼓励。所有冲击型运动面临的一个主要挑战是在不失去运动精髓的前提下，将脑震荡和 CTE 的风险降至最小。

延伸阅读

1. Giza, C.C. & Difiori, J.P. (2011) Pathophysiology of sports-related concussion: an update on basic science and translational research. *Sports Health,* 3, 46–51.

2. Giza, C.C., Kutcher, J.S., Ashwal, S. *et al.* (2013) Summary of evidence-based guideline update: evaluation and management of concussion in sports: report of the Guideline development committee of the American Academy of Neurology. *Neurology*, 80, 2250–7.

3. Martland, H.S. (1928) Punch drunk. *JAMA*, 91, 1103–1107.

4. McCrory, P., Meeuwisse, W.H., Aubry, M. *et al.* (2013) Consensus statement on concussion in sport: the 4th International Conference on Concussion in Sport held in Zurich, November 2012.*British journal of Sports Medicine*, 47, 250–8.

5. McKee, A.C., Stein, T.D., Nowinski, C.J. *et al.* (2013) The spectrum of disease in chronic traumatic encephalopathy. *Brain*, 136, 43–64.

6. Roberts, A.H. (1969) *Brain Damage in Boxers:A Study of the Prevalence of Traumatic Encephalopathy Among Ex-Professional Boxers*. Pitman Medical Scientific Publications, London.

7. Roth, T.L., Nayak, D., Atanasijevic, T., Koretsky, A.P., Latour, L.L. & McGavern, D.B. (2014) Transcranial amelioration of inflammation and cell death after brain injury. *Nature*, 505, 223–8.

8. Russell, W.R. (1932) Cerebral involvement in head injury. *Brain*, 55, 549–603.

第4章 面部和下颌损伤

Keith R. Postlethwaite

Consultant Maxillofacial Surgeon, Newcastle upon Tyne NHS Hospitals Trust,

Newcastle upon Tyne, UK

概述

1. 虽然人际暴力是面部损伤最常见的原因，但运动，特别是接触性运动也常与面部损伤有关。最新的研究表明面部损伤发生率逐步升高。

2. 运动期间可能发生很多类型的面部损伤，从简单的切伤和擦伤或轻微的牙齿损伤到严重的面部粉碎性骨折，后者可能伴有头部和颈椎损伤。最初的注意力应主要集中在气道维持和控制出血上。

3. 损伤情况通常与损伤机制有关，患者或目击者提供的良好病史对于指导临床检查具有重要意义。准确的诊断将有助于有效地初步治疗和恰当地专科转诊。

一、软组织损伤

（一）擦伤

当简单的擦伤受到污染时需要彻底清洁和清创，以防止感染和难看的色素沉着，后者最常见于接触柏油碎石表面的擦伤。虽然简单的浅表擦伤清创即可，但当伤口面积大或污染严重时，可能需要局部或全身麻醉进行治疗，还应考虑抗生素处方治疗（图 4.1，彩图见文末）。

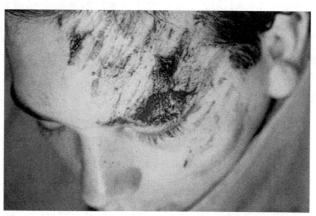

图 4.1　需要彻底清创和修复的大面积被污染的额头伤口

（二）血肿

血肿经常自发缓解，并且很少需要引流。但是，耳部钝性损伤可能会引发软骨膜下血肿，从而导致软骨畸形（菜花耳），这类血肿应进行穿刺或小切口引流，且谨慎使用压力包扎。

鼻中隔血肿也需要引流以防止下方软骨坏死。

大血肿出现液化并伴有波动的概率极低，如果 7～10 天后仍不能被吸收，则应进行引流。

（三）撕裂伤

同样，撕裂伤应该进行彻底清创，有严重的污染时需给予抗生素，还应考虑是否需要预防破伤风。

当面部的撕裂伤口面积小、浅表性且无并发症时，在局部麻醉下用精密仪器和 5/0 或 6/0 单丝尼龙线进行精确缝合即可。非常浅表的伤口有时可以直持用胶带进行有效处理。

更深的撕裂伤口需要用可吸收的皮下缝合线，如 Polyglactin（Vicryl 缝线），皮肤缝合的位置需接近皮肤边缘。皮肤缝线可以敷涂多种抗生素软膏（Chloramycetin 或 Polyfax）以防止感染，并且易于 5～7 天后拆线。

应注意小的穿刺伤口，可能有异物进入，因此需要 X 线检查和探查。

检查面部神经功能很重要，涉及神经分支切割的撕裂伤应紧急转交显微外科修复（图 4.2）。通过要求患者向上看或皱眉（额支）、转动眼睛（颧支）、抽搐鼻子（颊支）和撅起嘴唇（下颌缘支和颈支）系统地检查面神经功能。

在缝合伤口之前不建议剃眉，因为这会导致缝合不对称和再生障碍。

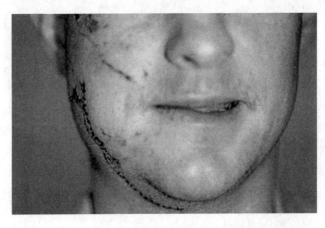

图 4.2　面部撕裂伤伴面神经颈支损伤

口腔内撕裂可能很难缝合，因为操作空间不足，最好转诊至口腔颌面外科（专栏 4.1）。

专栏 4.1　**需要转诊专科的撕裂伤**

- 累及口唇、眼睑和泪腺等部位的撕裂伤。
- 注意神经损伤；检查面部神经功能。
- 腮腺管损伤。
- 凡是有组织缺损或有嘴唇全部撕裂伤的情况。
- 累及耳或鼻软骨的撕裂伤。
- 口腔黏膜撕裂伤。

（四）牙齿损伤

口腔损伤可能导致软组织损伤，经常伴有牙齿损伤，牙齿可能断裂、松动、半脱落或脱落。

牙齿断裂可能导致敏感牙质或牙髓暴露，患者可能会非常敏感和疼痛，牙齿断裂需要牙科医生进行适当处理。

松动的牙齿需要固定和全面的牙科评估，以排除牙根骨折并监测牙齿是否存活。

半脱位牙齿（移位）需要在局部麻醉下进行复位，并固定 7 ～ 10 天。

脱落牙齿可以成功地进行再种植，但是不恰当的急救会对预后产生不利影响，治疗的成功与否取决于初始治疗是否正确（专栏 4.2）。

所有接触性运动中都应强制使用合适的护齿套，以预防牙齿损伤。

专栏 4.2　**脱落牙齿的处理**

- 如果成功找到牙齿，持其冠部而不是根部，以免损伤牙周韧带残留物。
- 轻轻地用冷水冲洗牙齿，如有可能将其放回牙槽上，保持位置并轻咬纱布或干净的手帕。
- 如果不能放回牙槽或存在吸入的危险，若条件允许，用牛奶或其他等渗液体转运牙齿。
- 当不能找到脱落的牙齿或碎片或存在意识丧失时，应该进行胸部 X 线检查排除吸入的可能。
- 请转诊至专科进行进一步治疗。

（五）颌面部骨折

出现任何面部创伤时，都应怀疑是否存在颌面部骨折，如果有任何疑问，都应将患者转诊至专科。注意面部骨折可能与颅脑损伤和颈椎损伤相关（图4.3，彩图见文末）。

面部骨骼应被分为三部分进行系统检查（图4.4），鼻骨、颧骨和下颌骨骨折是体育运动中最常见的面部骨骼损伤。

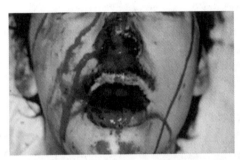

图 4.3　面中部骨折的患者：
上颌骨有移动性

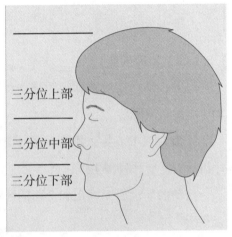

图 4.4　面部三分法

应对脸部进行全面检查，包括肉眼检查，以观察是否有畸形和不对称。清理面部血迹有助于进行检查。然后应该触诊面部骨骼，寻找压痛部位和可能存在的骨质台阶，最常见于眼眶边缘。面部感觉异常区域可能存在骨折，由于三叉神经的不同分支在经过骨性管道时遭受了损伤。

（六）鼻骨骨折

鼻骨骨折可能与鼻出血相关，通常采取局部措施，如施加压力或在个别情况下用凡士林纱布填塞鼻腔。出血时间过长或过量可能说明面部骨质损伤更严重。有时，鼻后填塞可能需要使用"Foley 导管"或"Brighton 气囊"。

受伤后立即观察，鼻子畸形可能显而易见，但迅速发生的肿胀往往会掩盖这一情况。手术治疗通常包括骨折的闭合复位和鼻夹板的应用。手术治疗可以立即进行，但往往推迟 7～10 天待肿胀消除后进行。鼻中隔偏曲可导致气管阻塞，在某些情况下，后期手术干预能矫正鼻中隔的偏曲，即骨折和偏移。

（七）颧骨骨折

颧骨的骨折（图 4.5）导致受影响一侧变平和面部不对称，经常被肿胀所掩盖。颧骨体的骨折总是伴随眶下神经损伤导致的特征性区域面部麻木（图 4.6）。

由于颧骨构成了侧眶和下眶壁，所以眼睛和眶周组织经常会有相关损伤。最常见的特征性症状是结膜下瘀斑、视力模糊或复视。颧弓骨折时，由于凹陷的颧弓碰撞到颞肌在下颌骨冠状突的插入点，可能会限制张嘴。

枕骨位和颏顶位放射线影像评估可确定是否存在骨折及位移程度。

治疗方法还包括切开复位和小骨板内固定（图 4.7）。

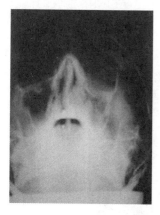 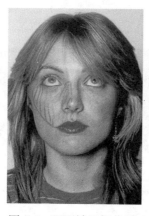 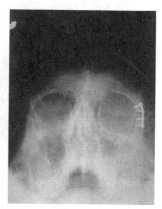

图 4.5　左颧骨凹陷骨折　　图 4.6　眶下神经损伤引　图 4.7　骨折的复位和内固
　　　　　　　　　　　　　　　起的麻木区域　　　　　　　定（右）

（八）内眶骨折

内眶骨折更常称为爆裂性骨折，通常发生于眶底，偶尔涉及内侧壁。任何涉及眼眶区域的损伤都应怀疑存在爆裂性骨折。内框骨折可能很难在临床上诊断，并经常被忽视，常见的主要特征是复视和患侧眼球"运动受限"，通

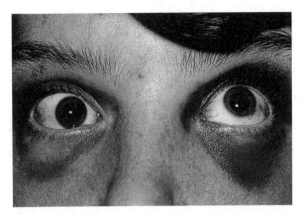

图 4.8　复视：右眼向上凝视受限提示爆裂性骨折

常是向上或横向凝视受限（图 4.8），伴有感觉异常，这是在骨管中的眶下神经受损所致，此外，眼球的运动可能伴随疼痛。

眼睛凹陷（眼球内陷）可能是晚期特征，但最初通常被眶周肿胀掩盖。

通常进行 CT 扫描既能确定骨折，又能提供骨折位置和缺陷程度的信息（图 4.9）。

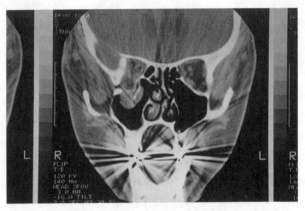

图 4.9　冠状面计算机断层扫描显示
右侧眼眶爆裂性骨折伴有组织从眼眶脱垂入下方上颌窦

二、治疗

全部病例都应在治疗前进行颌面部和眼部评估，治疗可能包括清除残留组织和修复缺损，以及恢复眼眶轮廓。

（一）下颌骨骨折

下颌骨是一个马蹄形的骨骼，骨折通常发生在双侧，也会发生在薄弱的部位，最常见的部位是髁突颈。牙齿咬合疼痛和困难是下颌骨骨折的迹象，由于下颌神经在其骨管内受损，患侧常见下唇感觉异常。

除严重移位的骨折外，骨性台阶不明显，但是口腔内检查可能更有助于发现下牙弓明显的骨阶梯和咬合不正（图 4.10）以及黏膜淤血和撕裂伤。

治疗方法通常包括切开复位以及在骨表面用小钢板内固定，最常见的方法是经口内进入。

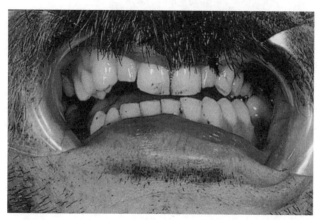

图 4.10　中部异位的面部骨折和有相关损伤的患者

（二）面中部骨折

面中部骨折通常见于高速撞击损伤后，特别时有见于暴力伤害，面中部骨折不常见于运动损伤，但存在面部创伤时都应考虑面中部骨折的可能性。特别是存在牙齿咬合不正、有可触及的骨性台阶、眶下缘面部感觉紊乱和鼻出血时，应该怀疑面中部骨折。

面中部骨折与上颌的活动性有关，固定上牙并施加压力时可见。

可使用 Le Fort 描述对骨折进行分级。Ⅱ级或Ⅲ级骨折可能伴有脑脊液鼻漏（图 4.11）。

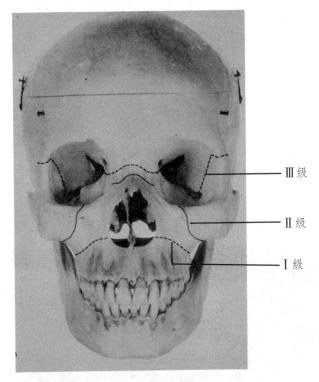

图 4.11　Le Fort 骨折咬合不正

三、总结

（一）软组织损伤

1.面部和口腔内撕裂伤可能需要专科转诊。

2.注意潜在神经损伤（检查面部神经功能）。

（二）牙齿损伤

1.如果成功找到牙齿，持其冠部而不是根部，以免损伤牙周韧带残留物。及早将牙齿放回牙槽是成功的关键。

2.如果需要，只能在等渗溶液中转运牙齿，可以用牛奶或患者本人的唾液。

（三）面部骨质损伤

1.所有面部创伤，不论有无明显的软组织损伤，都应怀疑存在潜在的骨性损伤，如有任何疑问，应及早转诊咨询专家。

2. 面部骨质损伤之后，建议在 6～8 周内避免进行接触性运动。

延伸阅读

1. Crow, R. (1991) Diagnosis and management of sports-related injuries to the face. *Dental Clinics of North America*, 35, 719–732.
2. Emshoff, R. *et al.* (1997) Trends in the incidence and cause of sport-related mandibular fractures. *Journal of Oral and Maxillofacial Surgery*, 55, 585–592.
3. Rowe, N.L. & Williams, J.W. (eds) (1994) *Maxillofacial Injuries*. Churchill Livingstone, Edinburgh.

第 5 章 体育运动中的眼部损伤

Caroline J. MacEwen

Ophthalmology, University of Dundee, Dundee, UK

概述

1. 体育活动中造成的眼部损伤往往很严重，在英国，最常见的引起严重眼部损伤的运动是足球、球拍运动、英式橄榄球和曲棍球。

2. 在评估损伤时，要注意受伤时的情况和伤口类型（如钝器伤、利器伤），因为这影响损伤的类型和程度。

3. 在良好光线下系统地检查眼睛，但不要用力睁开肿胀的眼睑。

4. 运动员需要清晰的视力才能表现良好，25% 的运动员有屈光不正，要了解可能会导致损伤的光学校正方法——眼镜、隐形眼镜、屈光手术。

5. 如果怀疑存在严重的眼部损伤或运动员检查有困难，请立即咨询专科医生。

6. 预防胜于治疗——鼓励安全比赛，并且使用合适的眼部护具。

一、引言

大多数与运动相关的眼外伤是浅表性的，只涉及外眼球或周围组织；但是，少数严重损伤也有造成眼内损害的风险，可能会损伤视力。约 75% 运动相关的眼外伤，需医疗追踪或入院治疗，这些伤害大多可以完全预防。

二、导致眼外伤的运动

眼外伤的风险和类型跟运动项目有着密切的关系，运动医生需要熟悉自己负责的运动项目。密切身体接触、高速飞行的球和挥舞的运动器械是眼部损伤的危险因素。损伤的频率很大程度上取决于区域和国家对此类运动的受欢迎程度。在美国，棒球是引发运动眼部损伤最常见的原因，在爱尔兰是曲棍球，在英国则是足球。损伤风险分级取决于体育项目。

（一）低风险

单人进行的、不使用器械和球的低速运动属于低风险运动，包括跑步、自行车和游泳等体育项目。

（二）高风险

使用快速移动的球、棍棒和球拍或涉及任何程度的身体接触的体育运动，是相对高损伤风险的运动项目，包括球拍运动（壁球、网球和羽毛球）、足球、橄榄球、板球和曲棍球。

（三）超高风险

拳击和空手道之类的格斗运动，因其性质构成了超高眼部损伤风险的运动项目。

三、预防和保护

众所周知，90% 以上与运动相关的眼部损伤都是可预见的，因此也是可以避免。预防远远优于治疗，预防是所有体育运动中都应首先考虑的事项，方法包括：

1. 教育：指导和训练中纳入损伤风险教育，鼓励安全运动；

2. 规则：确保体育规则利于眼部安全（如曲棍球的高杆规则）；

3. 筛查：对于高风险项目进行筛查，防止眼部高风险者（例如，高度近视、以往有视网膜脱离或眼内手术史者）或受伤后易发生即成视力障碍的人（如仅一只有用眼睛的运动员）参加超高风险的格斗运动；

4. 防护：戴防护眼镜。英国标准护目镜可用于许多运动——清晰、轻质聚碳酸酯材料且防雾和防刮痕（图 5.1），可以配有视数的镜片以保证运动员获得良好的视力。在个别运动中，护目镜必须量身定做并确保合适。

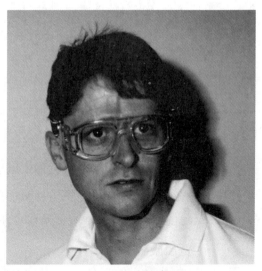

图 5.1　护眼器应由一体式聚碳酸酯制成，合适地固定在头部

四、损伤范围

（一）浅表性钝性伤

大多数运动眼部损伤是由球或与其他运动员碰撞造成的，因此本质上属于钝性伤。钝性伤最常见的影响如下：

1. 眶周挫伤或"青肿眼眶"——虽然不是严重的损伤，但可能导致眼睑严重肿胀，妨碍对下方眼球进行适当检查。建议不要强行打开眼睑，因为这可能会加剧相关的眼内损害；

2. 球后出血——这是一种罕见的钝性眼创伤并发症，可能导致眼眶内视神经压迫引起不可逆的视觉丧失，需紧急进行眼眶减压。临床特征为眼球突出、眼球运动减少、视力迅速下降和疼痛；

3. 结膜下出血——可见弥漫性、均匀的、明亮的红色区域覆盖部分或全部眼白，通常与眶周挫伤相关；

4. 角膜擦伤——直接冲击会导致角膜上皮破坏或脱落，引起伴有剧烈疼痛的角膜擦伤（图 5.2，彩图见文末）。

（二）爆裂性骨折

当眼睛受到钝力击打时（通常是球或拳头）会引发爆裂性骨折，眶内压力突然升高，使眼眶底"爆裂"进入上颌窦。可能伴随眼眶内容物脱垂，导致：

1. 眼球内陷——急性期由于肿胀和淤青，内陷并不明显；

2. 眼眶内感觉缺失；

3. 复视。

一般临床诊断即可确诊，但如果认为有必要手术，通常存在持久性复视时（图 5.4，彩图见文末），需要进行 CT 扫描（图 5.3）。

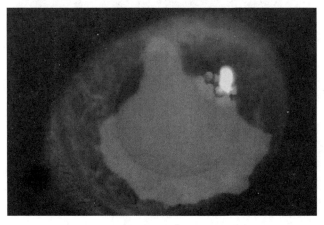

图 5.2　荧光素染色的角膜擦伤，可见蓝光

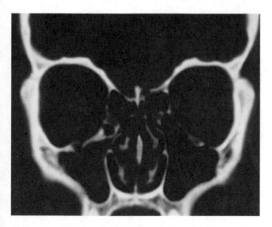

图 5.3　计算机断层扫描显示眼眶爆裂性骨折：注意眶底骨折伴有上颌窦出血

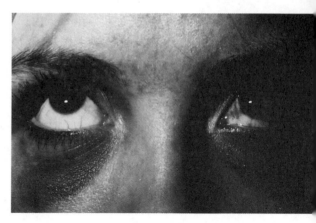

图 5.4　爆裂性骨折患者无法抬起左眼：注意小区域的结膜下出血和眶周瘀伤

（三）眼内钝性伤

严重钝伤可能会对眼内容造成伤害：

1. 前房积血——出血注入前房提示存在严重的眼内创伤，需要眼科医生紧急协助（图 5.5，彩图见文末）；

2. 视网膜撕裂——诱发视网膜脱离；

3. 玻璃体积血——由视网膜血管损伤所致；

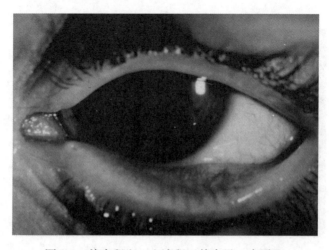

图 5.5　前房积血：血液积于前房呈一水平面

4. 视网膜震荡——创伤性视网膜水肿会累及广泛区域，如果累及黄斑区，导致预后视力恢复不佳（图 5.6，彩图见文末）；

5. 脉络膜破裂——通常发生在黄斑区，导致中心视力大幅下降（图 5.7，彩图见文末）；

6. 眼球破裂——罕见，提示可能存在严重钝性伤；视力急剧下降，有严重的结膜下出血和肿胀，眼睛可能有水样分泌物排出。

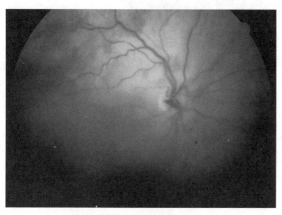 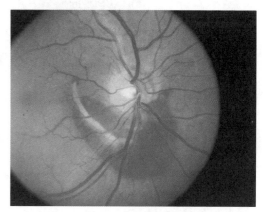

图 5.6　视网膜震荡的部位：　　　　图 5.7　苍白新月形脉络膜破裂周围
视网膜上方苍白伴视网膜出血　　　　　　　可见视网膜出血

（四）小异物

在户外活动中，细小的异物，如灰尘或沙砾，经常被吹或弹到眼睛上。这些微粒可能遗留在角膜上，会引起剧烈的疼痛。某些情况下，微粒会隐藏在上眼睑下，随着眼睑的开闭上下摩擦划伤眼睛前部。体育运动中罕见穿透眼球的异物。

（五）穿通伤

因球拍、棍棒、手指或鱼钩进入眼球形成穿透伤非常罕见，往往预后较差（图 5.8）。如果前房变浅或患侧瞳孔不规则，则应怀疑存在穿通伤。可能会影响多个眼内结构，导致视力不良。

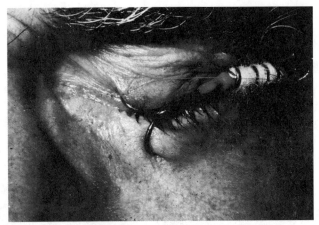

图 5.8　鱼钩损伤可能导致穿通性眼部损伤

（六）烧伤

不使用紫外线保护装备的滑雪运动员和登山运动员，会由于紫外线灼伤导致角膜上皮脱落，构成"雪盲症"。化学烧伤比较罕见。

五、评估和急救

一些体育赛事可能不会配备医疗人员和验光人员，国际赛事中会配有国际先进器械，救护的重点是最佳视力矫正和眼部损伤的初步评估。检查需要基本用品（专栏 5.1），眼部损伤的所有系统性检查均应该在良好光线下进行（专栏 5.2）。应设置转诊专科部门的最低门槛。

出席体育活动的医生的工作如下：

1. 确定眼部损伤是否严重（专栏 5.3）；

2. 治疗轻微损伤；

3. 判断运动员是否可以回归赛场。

怀疑球后出血应该紧急转诊到最近的急诊部门进行横向眦切开术，使眼眶减压，从而防止永久性视力丧失。

专栏 5.1　**用于眼部评估的实用"场边"用品**

- 优质笔式手电
- 荧光素滴眼液（一次性使用）
- 局部麻醉滴眼液（如丙美卡因——一次性使用）
- 棉签
- 广谱抗生素软膏
- 眼垫和透明防护眼镜
- 检眼镜

专栏 5.2　**检查方法**

- 检查视力（数手指、读文字或识别标识）或询问主观改变。
- 视野评估——评估每只眼睛的四个象限。
- 良好光线下以系统的方式检查眼睛。
- 眶周——触诊和观察。
- 外眼——检查结膜、角膜、巩膜（荧光素滴眼液）。
- 眼内检查——检查前房，瞳孔大小、形状和反应，眼后段。
- 检查眼部运动，询问复视情况。

专栏 5.3　**严重损伤的提示**

- 视力下降——主观或客观
- 明显的疼痛
- 严重的眼眶肿胀和（或）眼球突出
- 前房积血
- 瞳孔形状或功能异常
- 明显的结膜下出血或肿胀
- 化学物质进入眼睛
- 凝视任何位置均出现复视

　　眼睛的表面检查可以使用荧光素滴眼液，可将角膜异物或擦伤染成明亮的绿色。角膜擦伤极其痛苦，如果疼痛持续，运动员则不能重新上场。同样，角膜异物导致运动中止，而且不适宜在场边去除异物。浅表性眼损伤应涂抹外用眼部抗生素软膏，并贴敷牢固的眼垫。用棉签外翻上眼睑，应清除眼睑下所有异物。对于弥漫性结膜异物（如泥浆），最好用无菌生理盐水冲洗眼睛。隐形眼镜佩戴者应该把隐形镜片从受影响的眼睛中取出。滴局部麻醉剂可以帮助进行上述治疗。

前房积血可明显看出，因为血液积于前房呈一水平面（图 5.5，彩图见书末），但是在急性期，虹膜可能显示为朦胧的外观。

正常瞳孔应该呈圆形，且两侧对称，对光反射正常，如瞳孔有任何不规则表现都应视为眼内损伤的标志。

化学刺激物进入眼睛时应该立即在转诊之前就充分冲涤眼部，转运过程中应该用眼垫或塑料防护眼镜覆盖眼睛。

疑似存在严重损伤的运动员应立即转移到最近的眼科，进行专科评估和观察，同时用眼罩保护眼睛，并且保持头部固定。

六、视觉矫正

25% 的运动员需要某种形式的屈光矫正，而所需和选择的方法可能会影响损伤的类型和严重性。眼睛大的近视者更容易损伤视网膜，屈光手术也不能降低该风险。屈光矫正的方法如下：

（一）眼镜

眼镜是视力矫正最好也是最简单的方法，因此应用于高视觉敏感度的运动（如射击）。眼镜可能会伤到自己或对手，所以不适合接触性运动。

（二）角膜接触镜

软性镜片（隐形眼镜）——直径很大，镜片在眼中相对稳定，适合接触性和对抗性运动。

硬性镜片可能会在眼中破裂，造成眼部损伤。

（三）屈光手术

有创手术现在很少进行，但仍然有人做过这项手术。手术会导致眼睛弱视，还可能造成眼球破裂，从而导致严重的后果（图 5.9，彩图见文末）。

表面激光手术（光折射角膜切除术）相对安全，且不会削弱角膜。

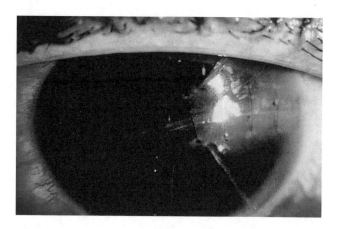

图 5.9　屈光手术后的角膜修复：眼睛被壁球拍击中，导致径向屈光切口的破裂（缝合），任何眼部手术伤口都容易破裂
转载自 G. 克劳福德医生，珀斯，西澳大利亚

角膜内准分子激光手术是最常进行的屈光矫正手术，但术后 6～12 个月不能进行接触性运动，因为有浅层皮瓣脱落和丢失的风险。

了解运动员目前和过去的眼镜需求、矫正方法及既往眼手术史至关重要。

如果对伤势的严重程度或性质有任何疑问，请立即安排转诊到医院。

延伸阅读

1. Barr, A., MacEwen, C.J., Desai, P. & Baines, P.S. (2000) Ocular sports injuries – the current picture. *British Journal of Sports and Exercise Medicine*, 34, 456–8.

2. Loran, D.F.C. & MacEwen, C.J. (eds) (1995) *A Textbook of Sports Vision*. Butterworth Heinemann, Oxford.

3. MacEwen, C.J. (1986) Sport-associated eye injuries: a casualty department survey. *The British Journal of Ophthalmology*, 71, 701–5.

4. Ong, H.S., Barsam, A., Morris, O.C., Siriwardena, D. & Verma, S. (2012) A Survey of Ocular Sports Trauma and the role of eye protection. *Contact Lens and Anterior Eye*, 35, 285–87.

5. Vinger, P.F. (1981) Sports eye injuries; a preventable disease. *Ophthalmology*, 88, 108–12.

6. Zagelbaum, B.M. (ed) (1996) *Sports Ophthalmology*. Blackwell Science, Oxford.

第6章 儿童损伤处理

Julian Redhead

Emergency Medicine, Imperial College School of Medicine, London, UK

概述

1. 成人和儿童之间存在着特定的差异，在评估儿童患者时必须考虑这些差异。某些伤害只发生在儿童身上。

2. 临床医生有责任帮助儿童恢复运动。

3. 临床医生必须意识到儿童虐待的可能性。

4. 儿童的受伤方式与成年人不同。

5. 所有临床医生都应警惕恶性肿瘤的可能性，即使临床表现似乎与损伤有关。

适用于每个年龄 18 岁以下的人。

——联合国儿童权利公约

"儿童不是小的成年人" —— 一句陈词滥调,但对于儿科运动医学和运动损伤来说没有比这更正确的了。对儿童的检查是一项技能,包括观察儿童玩耍状态和互相交流以及对相关系统进行检查。在评估儿童及考虑儿童损伤的病理时,应做出一些重要的改变。

---

5 个方面(Ps)

身体(Physical)	保护(Protection)
生理(Physiological)	病理(Pathological)
心理(Psychological)	

一、身体

儿童生长是一系列的生长发育突增期,不同儿童之间的突增期时间有所不同——虽然他们一直在生长,但生长最快的时候是青春期。这种生长差异会导致同一年龄组儿童之间的体型差异,而且在参与接触性运动的儿童中,损伤形式的差异显著。

在生长发育突增期内,损伤风险会升高。整体身体形态的变化会暂时导致儿童身体的不平衡和不协调,分段比例不同,头部尺寸比例更小,四肢比例更长——骨骼先于肌肉肌腱生长。肌肉强度的增加往往在肌腱适应和增强之前。

　　儿童肢体的长度增长和肌肉相对较弱，导致运动时需要控制肢体产生较大的力量，同时，在肌腱适应之前相对较大的肌肉量会导致肌腱产生较大的力，可能造成潜在受伤风险。

　　骨骼的生长包括线性生长和骨骼成熟（图 6.1）。骨骼生长是一个有序的过程，软骨细胞分裂，之后生成基质，进而钙化并转化成骨骼。软骨内成骨过程发生在骺板（生长板）、骨骺（关节面）和隆起（肌腱和骨连接处）。骨骼生长区容易受到损伤和反复压迫（图 6.2 和图 6.3）。

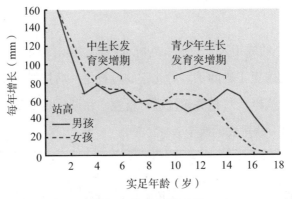

图 6.1　儿童线性生长

来源：Duthie RB.The Significance of Growth in Orthopedic Surgery, Clinical Orthopedics 1959; 14:7–18

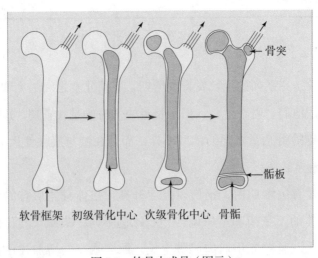

图 6.2　软骨内成骨（图示）

软骨内骨化，来源：A level 2 course national coaching foundation leads

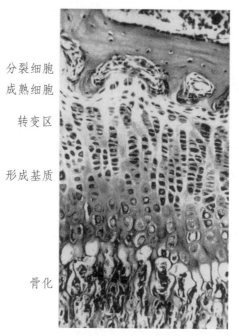

分裂细胞
成熟细胞

转变区

形成基质

骨化

图 6.3　软骨内成骨（图示）

来源: Ham AW, Lesson TS.HAM Histology, Pitman Medical Publishing Co.Ltd, London

(a JB Lippincott company), 1961

同成年人相比，儿童骨骼的含水量较高且矿物质含量较低，所以儿童骨骼往往不那么脆弱。但儿童的骨膜更厚，这导致骨骼可能发生弯曲，而不是骨折，儿童中可见特征性的青枝骨折或隆起骨折。

儿童骨骼往往具有更好的血供，使得骨骼损伤部位可以更快地愈合和重塑。

幼儿具有适应和学习的能力，是学习特定体育运动行为模式的理想时期。

二、生理

呼吸频率、心率和血压都会在发育成熟过程中发生变化，这些都是身体生理变化的指标。

年龄（岁）	呼吸频率（次/分钟）	心率（次/分钟）
2~5	25~30	95~140
5~12	20~25	80~120
>12	15~20	60~100

应熟知儿童的正常参数范围，以便识别异常参数。儿童往往具有较高的生理储备，而且处于应对状态，直到出现突然恶化。儿童的循环血容量更小，因而更容易出现低血容量症。

与成人相比，儿童热衰竭的发病率较高。

对于儿童来说：

1. 相对身体质量而言，会产生更多热量；

2. 冷热调节能力较差；

3. 运动时往往不能饮用足够的液体。

三、心理

现在运动生活方式的好处已经众所周知，我们作为医疗保健专业人员有责任促进这种生活方式的推广。儿童健康生活方式的建立跟成人的方法类似，将使全民受益。

治疗儿童时，也须注意父母。父母会比医生更了解自己的孩子，应该倾听他们的意见，还应鼓励他们参与孩子的康复及促进健康生活方式的形成。

有些父母可能会对孩子产生消极的影响——常见的例子是父母迫使孩子成功。然而，体育中的虐待可以有许多形式，从身体到情感，必须建立机制以识别和消除各种虐待。

在成长过程中，儿童的思想和性格会越来越成熟，性成熟也将发生。在体育环境中整合不同发育情况的儿童时，必须考虑到这些因素。

儿童的学习潜力巨大，所以技术训练应该是主要形式。但是，所有培训都应该针对那些有兴趣的儿童，并使他们能享受这个过程。

四、保护

所有涉及儿童的机构都应制定明确的儿童保护政策，并且明确指定负责安全保卫人员。应该报告所有的疑点，并且联系其他机构（如学校护士、全科医生和社会服务机构）。

教练和医务人员有责任在照顾儿童时保护他们，必须保证运动环境的挑战性，也应兼顾安全性。所有人都应该意识到运动中潜在的虐待，作为医生，我们应该意识到并识别出非意外伤害的可能性。

非意外伤害的危险信号	
延迟送医	孤僻的儿童
反复不明原因的损伤	隐藏损伤
异常的损伤模式	

一般来说，儿童是冒险者，他们不一定会思考自己行动的后果。重要的是要确保儿童参与治疗决定，但要以儿童能被理解的方式解释后果。从法律上讲，必须经过儿童的同意才能进行治疗，但未经父母同意不能拒绝治疗。

五、病理

由于这些身体变化，某些损伤在儿科中更为常见或独特，包括急性损伤和过度运动造成的损伤。

（一）急性损伤

1. 骨骼肌腱连接处

如前面所述，肌肉和骨骼之间最薄弱的一环是它们的连接处。儿童往往易患撕脱骨折（图 6.4），而不是肌肉或肌腱的损伤。常见的损伤部位如下：

肌肉	附着
腘绳肌	坐骨结节
股直肌	髂前下棘
缝匠肌	髂前上棘

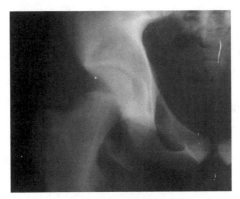

图 6.4　急性坐骨撕脱骨折

骨骼肌腱连接处损伤的治疗

- 根据骨折部位和移位程度及儿童的年龄，采取积极或保守治疗；
- 许多胫骨棘撕脱性骨折可以通过延伸复位并固定处理，但其他的骨折可能需要内部固定；
- 这类损伤的预后一般良好，即使是严重异位的预后也较好，不会造成长期影响。

2.隆凸骨折和青枝骨折

隆凸骨折通常是稳定性损伤，只需要用夹板固定止痛。如果疼痛能忍受，患者可以继续使用患肢。

当一侧皮质破裂、另一侧弯曲时则发生青枝骨折。青枝骨折可能更不稳定并且需要复位，但是愈合良好，根据位置和严重程度判断是否需要夹板或石膏。

隆凸骨折和青枝骨折的治疗

- 放射性检查
- 适当固定缓解疼痛
- 一旦骨折疼痛消失且愈合即可使用患肢

3.骺板损伤

如果骺板损伤严重，可能导致部分或全部骺板永久性地停止生长。骺板损伤（图 6.5）很常见，但在成年人中没有此类情况。骺板骨折的 Salter–

Harris 分型是实用的骨折分型工具（图 6.6）。Ⅰ型和Ⅱ型骨折骺板完整，预后良好，闭合复位能保证正常骺板生长。Ⅲ型和Ⅳ型骨折骺板被破坏，必须进行解剖学复位。没有解剖学复位，骨骺与干骺端愈合不好会阻止骨骺生长，后期会出现生长不对称，从而导致畸形，可能需要矫正。Ⅴ型骨折是骨骺板的损伤，而且如果程度严重，可能导致部分或全部骨骺永久性地停止生长。即使用 X 线辅助检查，此类骨折也很难诊断。

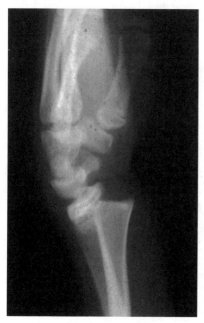

图 6.5　腕关节骺板骨折

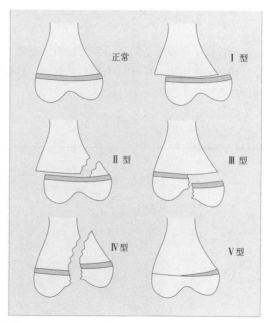

图 6.6　Salter–Harris 分类。Salter RB, Harris WR. "Injuries involving the epiphyseal"

来源：J Bone Joint Surg [Am] 1963; 45−A:587–622

骺板损伤的治疗

- 损伤的早期识别和评估。
- 需要解剖学复位，特别是如果骨折穿过骺板时，通常需要外科手术。
- 固定。
- 康复。
- 仔细监测以确定后续生长中的任何异常情况。

（二）过度运动造成的骨骼损伤

1. 骨软骨病

骨软骨病是指正常生长的骨骺出现的一系列紊乱，具有自限性。可见于任何部位的骨骺，大多有专有命名术语。一般来说，根据它们的位置将其作出如下分类：

关节	非关节	骺板
Frieberg 氏病（第二跖骨）	胫骨粗隆骨软骨病（胫骨结节）（图 6.7）	休门氏病（胸椎）
苛勒氏病（舟骨）	跟骨骺炎（跟骨）	布朗特病（胫骨近端）
月状骨无菌坏死（月骨）	髌骨软骨病（髌骨下极）	
派尔特斯病（股骨头）		
剥脱性骨软骨炎（不同位置）		

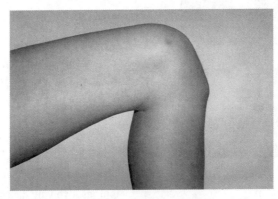

图 6.7　胫骨粗隆骨软骨病

通常需临床鉴别，存疑部位需放射学检查辅助诊断。骨软骨病经常出现在生长发育突增期之后，也经常出现在训练或比赛增加的时候。

2. 关节骨软骨病

关节骨软骨病可能是关节和髌板软骨的原发性疾病（如 Frieberg 氏病）也可能是继发性疾病，如邻近骨质的坏死的继发性疾病（如派尔特斯病、苛勒氏病或骨坏死症）（图 6.8）。

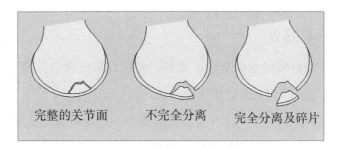

完整的关节面　　不完全分离　　完全分离及碎片

图 6.8　剥脱性骨软骨炎。骺板损伤经历不同阶段：从关节表面缺血片段到片段部分
　　　　分离，再到片段完全分离，形成松散体。

在上肢，该病常见于肱骨小头，例如，常见于参加体操运动的儿童及有肘关节应力劳损的儿童。有时整个肱骨小头可能受影响，并形成缺血性关节软骨病，称为"Panner 氏病"。

患者的最初症状为关节疼痛或积液，通常是轻度且进展缓慢。在下肢通常表现为跛足，而在肘部，早期征兆之一是由于积液导致的关节不能完全伸展。如果存在软骨、骨碎片和松散体，疼痛是进行性的，也可能导致关节锁死。

根据病史疑似情况和临床检查的结果可以确诊。放射学检查可以帮助确诊。X 线片通常能显示相关片段，磁共振成像扫描也有助于确诊，特别是在早期阶段。

如果能早期诊断，病情不一定会出现恶性进展——损伤可以治愈并保存完整关节，可以恢复正常的关节活动。

关节骨软骨病损伤的治疗

- 在具有完整关节面的早期阶段，如果症状严重，患者可能要在一段时间内禁止负重。
- 只要没有症状复发，可以缓慢增加活动。需要进行细致的护理，必要时使用放射学检查确定愈合的进展。
- 如果症状持续，通常需要进行关节镜评估。若出现骨碎片的部分分离，则需进行手术干预。
- 一旦确认存在松散体，有必要进行手术移除。后期可以考虑进行软骨嫁接术。

关节骨软骨病的愈合可能需要 18 个月或更久。可能会削弱患者对一些体育项目的参与度及获得预期成绩的能力。

3.非关节骨软骨病

非关节骨软骨病通常需要临床诊断。X 线成像经常会与其他疾病混淆，见习医生有时会误以为是撕裂性骨折。

非关节骨软骨病通常发生在生长发育突增期，此时骨隆凸相对较弱而肌肉力量相对较强，且肌肉的生长发育慢于骨骼。训练或比赛中活动次数的增加也可能是一个诱因。肌肉插入点压痛提示骨骼肌腱连接处的损伤。

非关节骨软骨病的治疗

- 详细解释病症。
- 根据疼痛程度进行休息和限制活动，很少需要完全限制活动或固定患肢。
- 根据损伤情况安排训练，注意不要因为活动过度而造成其他部位的损伤。
- 物理治疗时，轻轻拉伸受影响的肌肉以平衡肌肉。需注意不要对病情产生不利的影响。
- 通常治疗确定有效，但需要耐心。

4.骺板骨软骨病

休门氏脊柱病变是由作用于椎体前部的屈力所致。生长板前部受损，椎骨可能会变成楔形，导致脊柱后凸畸形。常见于胸椎和腰椎，在腘绳肌紧绷的儿童中更常见。

脊柱骺板骨软骨病的治疗

- 早期放射学诊断
- 休息
- 仔细检查以发现脊柱后凸畸形
- 症状缓解后缓慢、渐进地进行活动
- 逐步回归体育活动

5.应力性骨折

儿童的长骨和其他部位的应力性骨折跟成年人一样，应该以同样的方式进行治疗（图 6.9）。

儿童应力性骨折在所有运动项目中均可能存在，体操、板球和橄榄球中发生率较高。

脊椎椎板关节内峡部骨折（图 6.10）在儿童中比较常见，尤其是青少年。常由伸展和旋转应力导致，检测时向儿童背部施力，通常会表现为疼痛加重。神经系统检查结果是异常的。

椎板的缺损最初是一种应力反应，放射学检查不可见，需要骨扫描技术或反向计算机断层扫描才能发现此阶段的损伤。此外，特异性磁共振成像序列可以检测该病变，并减少儿童的辐射暴露。

骨骼的应力反应可能会发展为骨缺损，也称为脊椎弓峡部裂——一般的脊椎 X 线可以检查出来。脊椎弓峡部裂可能会导致受影响椎体的下方椎体上向前滑移——也称为脊椎滑脱。预后一般良好，通常不需要手术干预。

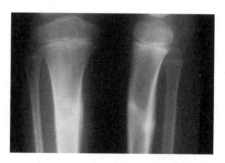

图 6.9　儿童胫骨的应力性骨折

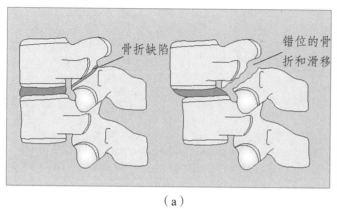

（a）

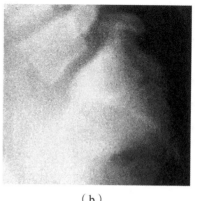

（b）

图 6.10　（a）脊椎椎板关节内峡部应力性骨折；（b）X 线显示椎体滑移

> **应力断裂的治疗**
>
> • 因活动加剧疼痛，需绝对卧床休息。
> • 适当的练习以稳定核心肌群。
> • 逐步恢复运动。

六、髋关节病理学

医生经常见到一瘸一拐的儿童，这可能与特定的损伤有关，但是，有时跛行跟损伤不相关，孩子、父母有时会错误地将跛行与损伤联系起来。

髋关节存在病变时，儿童经常会说膝盖或大腿疼痛。髋关节检查应始终作为膝关节检查的一部分。限制髋关节内旋和（或）外展往往提示病变。如果儿童发热，应该排除感染因素。

作为医生，在鉴别诊断跛行儿童时，需要保持开放的思想。

与创伤无关的常见跛足四个原因如下：

> **派尔特斯病**
>
> • 股骨头骨骺骨软骨病
> • 在 4～10 岁的儿童中高发
> • 经常表现为无痛性跛行
> • 可以累及双侧
> • X 线或 MRI 有特征性表现

> **股骨骺滑落**
>
> • 男孩比女孩更易受影响
> • 与儿童肥胖相关
> • 在 10～17 岁的儿童中高发
> • 表现为疼痛性跛行
> • 可以累及双侧
> • 髋部 X 线可以明确诊断，"青蛙腿姿势"的出现可能有助诊断

一过性滑膜炎

- 该原因应该为排除性诊断
- 与近期病毒感染的因果关系可能很明显
- 在年龄小于 10 岁的儿童中高发
- 表现为疼痛性跛行，且 X 线正常，超声检查显示存在关节积液

脓毒性关节炎

- 可能发生于任何年龄段
- 表现为疼痛性跛行
- 患者可能出现发热，但不是必然出现
- 血液检验可能提示存在感染，但不是一直存在
- X 线片可能是正常的
- 超声检查显示积液，抽吸积液可以明确诊断
- 如果提示存在该病，则应由有经验的临床医生进行治疗

其他跛行儿童的鉴别诊断包括青少年类风湿性关节炎和恶性肿瘤。

七、恶性肿瘤

医生应始终注意儿童恶性肿瘤的可能性。尽管罕见，但诊断经常有延迟，儿童或父母通常会把初始症状与损伤联系起来。

病史的特征可能对恶性肿瘤的诊断具有重要意义，如夜间疼痛、体重减轻、夜间盗汗及相关的全身症状。

任何恶性肿瘤的疑似病例都应该由有经验的临床医生负责审核。

延伸阅读

1. Caine, D., Purcell, L. & Maffulli, N. (2014) The child and adolescent athlete: a review of three potentially serious injuries. *BMC Sports Science, Medicine and Rehabilitation*, 6, 22. doi:10.1186/2052−1847−6−22eCollection2014. Review.

2. Duthie, R.B. (1959) The significance of growth in orthopedic surgery. *Clinical Orthopaedics*, 14, 7–18.

3. Emery, C. (2010) Injury prevention in paediatric sport-related injuries: a scientific approach.

British Journal of Sports Medicine, 44, 64–69. doi:10.1136/bjsm.2009.068353.

4. Ham, A.W. & Lesson, T.S. (1961) *HAM Histology*. Pitman Medical Publishing Co.Ltd, London (a JB Lippincott company).

5. Pieles, G.E., Horn, R., Williams, C.A. & Stuart, A.G. (2014) Paediatric exercise training in prevention and treatment. *Archives of Disease in Childhood*, 99 (4), 380–385. doi:10.1136/archdischild−2013−303826.Epub 2013 Dec 18.

6. Redhead, J. & Gordon, J. (2012) *Emergencies in Sports Medicine*. Oxford University Press, England.

7. Salter, R.B. & Harris, W.R. (1963) Injuries involving the epiphyseal plate. *The Journal of Bone and Joint Surgery. American Volume*, 45−A, 587–622.

8. Weiser, P. (2012) Approach to the patient with noninflammatory musculoskeletal pain. *Pediatric Clinics of North America*, 59 (2), 471–492. doi:10.1016/j.pcl.2012.03.012.Review.

第7章 成熟运动员肌肉骨骼损伤的治疗

Khan Karim[1] 和 Peter D. Brukner[2]

[1]Sport and Exercise Medicine, Qatar National Orthopedic and Sports medicine Hospital (ASPETAR), Doha, Qatar

[2]Sport and Exercise Medicine, Olympic Park Sports Medicine Centre, Olympic Park, Melbourne, Australia

概述

本章将描述成年运动员肌肉骨骼损伤的治疗。读完本章，读者将会理解以下方面的内容：

1. 损伤的预防与如何降低损伤风险
2. 常见的肌肉骨骼损伤
3. 损伤的影响因素
4. 损伤的治疗

一、成熟运动员

人口正在老龄化，定期参加体育活动的老年人人数却在减少。矛盾的是，在西方参与娱乐和竞技体育的老年人人数正在增加；世界各地老年和成年体育赛事的日益普及证明了这一点。在晚年的生活中，通过参加体育锻炼保持规律的身体活动有助于维持良好的健康状况和生活质量。

"成熟"运动员的定义是什么？在一些体育运动中（如足球和篮球），35岁被认为是接近退役的年龄；而在诸如高尔夫之类的体育运动中，运动员可以在50多岁时达到职业生涯的巅峰。显然，成熟运动员的定义取决于运动项目。但是为了简单起见及契合本章的主旨，成熟运动员将被定义为定期参加体育运动并且年龄超过65岁的人。

重要的是要广泛考虑老龄化对运动员身体的影响。而老龄化又是如何影响运动员参与高水平运动的能力呢？肌肉力量、肌腱和韧带弹性、骨密度和软骨体积与年龄相关，也与运动员的表现相关，随着时间的推移，运动员的表现会从巅峰表现下降，然而，衰退程度因人而异。肌肉骨骼损伤会影响老年运动员的自信心，而且会使他们不想活动身体。因此，通过预防和治疗损伤，运动医学临床医生在帮助老年人保持健康的运动习惯的过程中发挥着重要作用。本章提醒读者应注意预防，并且旨在为运动医学临床医生提供预防和管理成熟运动员肌肉骨骼损伤的策略。

二、预防损伤

对成熟运动员来说，预防损伤是重要的，因为这个年龄组运动员的损伤愈合速度较慢，而且损伤会对身体活动和精神健康产生消极影响。临床医生应该跟成熟运动员强调以下的损伤预防策略：

1. 运动前后需适当地热身和拉伸
2. 需避免突然改变训练频率、持续时间和运动强度（注意渐进性超负荷）
3. 高强度训练环节之间需要充分恢复
4. 需调整训练强度，以适应天气 / 环境条件（如潮湿、极度炎热和寒冷或海拔变化）
5. 维持适当的营养和液体需求（须遵从营养师的推荐）

三、成熟运动员的肌肉骨骼损伤

成熟运动员常见的肌肉骨骼损伤包括：

1. 与年龄相关的肌肉僵硬与肌肉劳损
2. 年龄相关性肌腱的灵活性和力量改变，以及终生不断受力而导致的肌腱退行性改变（特别是肩袖肌群和跟腱）
3. 年龄相关性关节软骨改变（如骨关节炎和膝关节退行性半月板撕裂）

（一）成熟运动员肌肉骨骼损伤的影响因素

既往肌肉骨骼损伤史是导致未来损伤的最危险因素。但是，年龄相关性病变，如退行性关节疾病和（或）机械性关节稳定性降低，本体感觉的改变，前庭功能下降和视力障碍也是成熟运动员肌肉骨骼损伤的危险因素。表 7.1 总结了导致成熟运动员运动表现下降和肌肉骨骼损伤的影响因素。

表 7.1　导致成熟运动员运动表现下降和肌肉骨骼损伤的影响因素

- 病史：普遍医学疾病的增加
- 既往肌肉骨骼损伤的病史
- 年龄相关性激素变化
- 训练错误 ± 动机丧失
- 关节结构改变、肌腱僵硬和胶原蛋白改变相关的生物力学障碍

（二）治疗

成熟运动员的急性肌肉骨骼损伤的治疗应遵循与年轻运动员相似的途径。

急性肌肉骨骼损伤可用 RICE 初步处理原则，即休息（rest）、冰敷（ice）、压力包扎（compression）和抬高患肢（evaluation）。注意 RICE 原则现已修订，加入了适当负重（促进力学疗法，见下文），即为 POLICE 原则：缓解疼痛（pain relief）、适当负重（optimal loading）、冰敷（ice）、压力包扎（compression）和抬高患肢（elevation）。

重要的是要记住肌肉骨骼的改变不是成熟运动员需要解决的唯一问题。临床医生不应忽略或低估心血管的改变对以下内容的影响，包括：肌肉骨骼的功能、新陈代谢和免疫功能的改变（可能影响恢复和愈合时间）以及疼痛感知和机制的改变。神经肌肉和中枢系统的改变可以表现为反应时间减慢、姿势控制能力降低和潜在的损伤风险升高。总的来说，损伤恢复较慢、愈合时间较长、运动表现改变（总体力量和功率降低）将影响成熟运动员肌肉骨骼损伤的治疗，并可能导致患者体育运动的参与度减少。在任何临床情况中，都应对目标进行密切讨论（图 7.1）。

> "你多久跑步一次，跑多远距离？"
>
> "你定期打高尔夫球吗？"
>
> "你打算继续进行多长时间的竞赛？"
>
> 询问受伤的成熟运动员这种类型的问题将帮助临床医生了解患者期望的运动频率和强度水平，将有助于制定合适的治疗计划。

图 7.1　成熟运动员肌肉骨骼损伤的治疗

针对老年运动员一个特殊的问题是仔细评估现有的医疗条件或相关药物会对运动能力和运动的安全性产生怎样的影响。药物可能导致运动困难，某些心血管药物会限制运动能力。同样，患者主诉的运动相关性肌肉疼痛可能由药物的不良反应所致，如他汀类药物。本章将不会详细讨论各种药物对运动的影响，但我们建议应仔细地评估正在服用多种药物的成熟运动员。即使有许多并发症，运动也可能具有治疗性，有证据表明，对于某些病例而言，减少药物的种类和剂量可以改善患者的生活质量。药物使用过量是疾病和死亡的主要原因。临床决策必须基于每个病例的情况并由专业的临床医生进行评估。

病例一：腘绳肌劳损

一位 70 岁患有腘绳肌劳损的短跑选手，开始时的治疗跟年轻运动员的治疗一致：病史和体格检查是否符合急性肌肉劳损？如果是这样，详细的体格检查目的是确定病变是在二头肌（1 型腘绳肌劳损）还是在半膜肌、半腱肌（2 型腘绳肌劳损），短跑选手更有可能是二头肌的劳损。在继续之前，临床医生须排除完全撕脱（在本病例末尾讨论）。

MRI 是否显示损伤取决于整体临床情况。瑞典专家卡尔·阿斯克林医生认为 MRI 检查有助于确诊。但是，许多临床医生仅从临床层面就可以成功地对老年运动员进行康复治疗。

治疗方法是使用标准的处理原则。对于年长的人来说，治疗需缓慢进行且需降低初始负重。但是其他标准与年轻运动员保持一致，即无疼痛、触诊无压痛。

复发风险是所有年龄运动员需要面对的主要问题，但没有相关研究可以指导我们对成熟运动员进行管理。临床上，由于成熟运动员的恢复率较低，恢复时间长，恢复运动后应降低比赛强度、注意康复方法（如按摩）。

腘绳肌劳损回归运动应遵循临床指标——运动无痛、膝关节完全伸展、触诊部位无疼痛（无压痛）及逐步恢复功能性体育活动的能力。短跑选手的治疗进展是从慢跑（几周）到"跑"（速度加快）、"大步跑"（速度更加快，两个阶段均需要几周），满足所有的目标（如上所述，无痛、全活动度等）之后另需几周才能恢复到可以全速冲刺状态。因此，成熟运动员的治疗进展可能比二十几岁运动员的要长 2~4 周。

值得注意的是，如果是完全性撕脱手术，一般保守治疗不能够带来完全的临床康复。

病例二：跟腱病

仔细地定位疼痛和压痛点是诊断任何年龄患者跟腱病的关键因素。需根据病史和 Thomson 或 Simmonds 测试排除跟腱断裂。对于肌腱病而言，中度肌腱疼痛比插入性跟腱病反应更快、更可预见。建议读者参考吉尔·库克的"连续方法"（参见延伸阅读）治疗肌腱病，其核心是负重对肌腱修复的重要性。患者经常尝试休息，但并不能帮助肌腱愈合。一旦已经进行了一段适当的"相对休息"，成熟运动员可能比年轻人需要更多刺激来促进组织愈合。所有的肌腱病都需考虑外源性（如负荷、表面）和内源性（生物力学、骨关节病）影响。临床上关于刚性矫形器对跟腱病的疗效（矫正鞋的选择）意见不一，很少有高质量的试验可以指导治疗，应基于每个具体病例的情况来决定是否需要使用矫形器——在异常生物力学的范围内作为指导。

病例三：膝骨关节炎

临床上许多年长的人都有膝骨关节炎，运动有助于治疗膝骨关节炎。因此，应该鼓励那些愿意运动的人及不愿意运动的人尽量参与运动，但是研究发现，长时间跑步会加剧膝盖疼痛。

一些运动不会像跑步一样压迫关节且能促进关节运动，往往有助于成熟运动员的心血管和精神状态。骑自行车和游泳是明智的选择，很多老年人会进行骑行运动，其被证明具有治疗效果。随机试验的系统性评价表明运动是一种治疗膝骨关节炎的有效方法，具有中等效应。

如今尚不知进行有氧运动或渐进阻力训练会对全膝关节置换术患者生活质量产生怎样的影响。临床上认为运动除了会产生全身益处外（如提高血管系统本能和保持精神健康），还有助于保持健康的体重和肌肉力量。但是，需要权衡关节植入物加速磨损和松动的可能性。关节置换外科医生和临床医生认为没有证据表明在指导范围内进行的运动会加速退化。

四、总结

随着时间的推移，运动员的身体状态会从巅峰期下降，跟肌肉强度、肌腱和韧带弹性、骨密度和软骨体积的改变相关。个体之间的衰退程度相差很大，但是，重要的是要对成熟运动员的损伤进行预防，因为其愈合速度较慢并且损伤会对身体活动和精神健康产生消极影响。既往肌肉骨骼的损伤是未来损伤最危险的因素，但是也应该考虑其他一系列的风险。成熟运动员急性肌肉骨骼损伤的治疗应遵循与年轻运动员相似的途径，急性损伤遵循"POLICE 方法"进行治疗。重要的是要仔细评估目前现有的医学病症或相关药物可能会对运动能力和运动安全性产生的影响。

延伸阅读

1. Alexandratos, K., Barnett, F. & Thomas, Y. (2012) The impact of exercise on the mental health and quality of life of people with severe mental illness: a critical review. *The British Journal of Occupational Therapy*, 75 (2), 48–60.

2. Bleakley, C.M., Glasgow, P. & MacAuley, D.C. (2012) PRICE needs updating, should we call the POLICE? *British Journal of Sports Medicine*, 46 (4), 220–1. doi:10.1136/bjsports−2011−090297.Epub 2011 Sep 7.

3. Cook, J.L. & Purdam, C.R. (2009) Is tendon pathology a continuum? A pathology model to explain the clinical presentation of load-induced tendinopathy. *British Journal of Sports Medicine*, 43 (6), 409–16. doi:10.1136/bjsm. 2008.051193.Epub 2008 Sep 23.

4. Hamilton, C.J., Swan, V.J. & Jamal, S.A. (2010) The effects of exercise and physical activity participation on bone mass and geometry in postmenopausal women: a systematic review of pQCT studies. *Osteoporosis International*, 21 (1), 11–23.

5. McAlindon, T.E., Bannuru, R.R., Sullivan, M.C. et al. (2014) OARSI guidelines for the non-surgical management of knee osteoarthritis. *Osteoarthritis Cartilage*, 22 (3), 363–88. doi:10.1016/j.joca.2014.01.003.Epub 2014 Jan 24.

6. McCarthy, M.M. & Hannafin, J.A. (2014) The mature athlete: aging tendon and ligament. *Sports Health*, 6, 141–148.

7. Moynihan, R., Heneghan, C. & Godlee, F. (2013) Too much medicine: from evidence to action. *BMJ.*, 347, f7141. doi:10.1136/bmj.f7141.

8. Onambele, G.L., Narici, M.V. & Maganaris, C.N. (2006) Calf muscletendon properties and postural balance in old age. *Journal of Applied Physiology*, 100 (6), 2048–2056.

9. Perraton, L.G., Kumar, S. & Machotka, Z. (2010) Exercise parameters in the treatment of clinical depression: a systematic review of randomized controlled trials. *Journal of Evaluation in Clinical Practice*, 16 (3), 597–604.

10. Siparsky, P.N., Kirkendall, D.T. & Garrett, W.E. (2014) Muscle changes in aging: understanding sarcopenia. *Sports Health*, 6 (1), 36–40.

11. Stenroth, L., Peltonen, J., Cronin, N.J., Sipilä, S. & Finni, T. (2012) Age-related differences in Achilles tendon properties and triceps surae muscle architecture *in vivo*. *Journal of Applied Physiology*, 113 (10), 1537–1544.

第8章　重大体育赛事的医疗服务

Mike Loosemore[1, 2]

[1]Sports Physician, English Institute of Sport, London, UK

[2]The Institute of Sport, Exercise and Health, University College London, London, UK

概述

本章描述了在主要体育赛事提供医疗服务的规定。读完本章内容，读者将会理解以下内容：

1. 出发前获取关于运动队的尽可能多的医疗信息
2. 计划尽可能快速和舒适的旅行并且考虑时差效应
3. 了解将到达国家的情况并做准备
4. 对整个团队进行反兴奋剂教育
5. 为紧急情况做好准备

一、引言

本章假设一支运动队正在参加一项重大赛事，奥运会或英联邦运动会，但是文中的建议也适用于小型运动赛事。

重大赛事中，特别是多项目赛事，应该获取参加比赛的每名运动员及工作人员最新的医疗记录。了解运动员在国外可能需要干预的慢性病是关键，还要谨慎地获得运动员服用药物的最新清单，并确保其中没有任何药物被列入世界反兴奋剂机构（WADA）禁药清单上。如果药物在禁药清单上，并且运动员由于患某种疾病需要使用该药，那么须填写一份最新的治疗用药豁免（therapeutic use exemption，TUE）表，避免意外出现兴奋剂测试阳性结果的风险。

在比赛前运动队医生应与运动员和工作人员见面，这将有助于建立信任关系，确保在高压比赛的情况下，医疗队和队员之间不是陌生的关系。同样，医疗队员们以前可能从未共事过，赛前会议也可以帮助他们在比赛期间建立信任关系，从而避免比赛期间的一些问题。

首先要确定比赛地点，以便作出正确安排。如有可能，对该地点进行事先考察。事先考察将使你有机会对当地情况进行初步评估，并且跟组委会和当地医院的工作人员建立联系，能够评估医院及其设施的标准。

二、旅行前的注意事项

（一）免疫

获取免疫接种方面的最新建议，并根据当地情况选择免疫接种疫苗。通常必须在旅行前进行免疫接种，因为免疫接种可能会使运动员不适或导致注射部位局部疼痛（如破伤风疫苗接种后几天内会引发局部肌肉疼痛）。因此，运动员的免疫接种计划需要与教练讨论，以避免在准备竞赛时损失训练时间（见第 10 章感染）。

（二）疟疾

疟疾是由感染疟原虫的雌性按蚊传播而引起的一种寄生虫病。雌性按蚊通常在黄昏和夜间时活动。如果前往或者路过疟疾流行地区，而该赛事仅限于城市，可能不需要使用抗疟疾药物，而如果该赛事在疟疾流行的农村地区进行，则可能需要使用药物。当地疟疾株的耐药性也会发生变化，因此应该获知即将前往地区的有效抗疟药物。即使目的地没有疟疾流行，如果需在疟疾流行地区停留，那么运动员可能需要抗疟药物。

除抗疟药物外，还应采用其他方法减少蚊子叮咬的风险，特别是夜间，睡在蚊帐里及穿着长袖衣物，在人与蚊子之间设置物理屏障将有助于防止叮咬。避蚊胺（二乙基甲苯酰胺）是一种非常有效的驱虫剂，但偶尔会刺激皮肤，所以使用前应在小块皮肤上测试，还有很多其他可用的驱蚊方法（如电子驱蚊装置和蚊香）。

（三）登革热

登革热是另一种由蚊子传播的潜在致命性疾病。这种病毒性出血热在世界范围内迅速蔓延，与传播疟疾的蚊子不同，传播登革热的蚊子生活在城市地区的小水池。截止作者撰写时，还没有可以采取的医疗预防措施和疫苗能有效预防登革热。跟携带嗜血杆菌的蚊子不同，传播登革热的蚊子往往在白天叮咬人类，所以运动员应使用驱虫剂（如避蚊胺）、穿长袖上衣和长裤进行预防，然而，这类衣物在训练和比赛时可能无法穿着。登革热表现为高热和剧烈的肌肉疼痛，患者出现症状时应尽快转入医院进行支持性治疗。

（四）海拔高度

如果赛事在海拔 500 米以上的地方举行，运动员则可能需要一些适应性练习。每个人对海拔高度的适应能力非常不同，有些人适应时间比较长，有些人总是难以适应。可让运动员在低氧张力的帐篷中睡觉模拟高海拔的低氧张力环境，为高海拔比赛做准备。训练可以照常进行（分别在高海拔和低海拔睡觉）。

三、旅行的注意事项

（一）交通方式

乘飞机。直达航班优于需要一次或多次中转的航班，因为行程时间更短且压力更小。如果能负担得起，很多运动队会选择商务舱，特别是航行时间较长及运动队中有特别高大的运动员时，比如篮球。

乘车（船、机）。应在整个旅途中备有舌下止呕片。

（二）时差反应

时差反应是指跨越不同时区时，由于昼夜周期改变而产生的一系列节律紊乱的症状。时差反应会表现为极度疲倦、恶心和头痛。昼夜节律由下丘脑调节，化学物质的产生需要时间以适应新的环境。下丘脑发出信号来调节正常的昼夜节律，其中两个主要驱动因素是白天的光线和胰岛素水平。为了帮助身体尽快适应新的时区，应暴露在阳光下并按照新时区的正常时间吃饭。大多数人感觉从西到东旅行更困难，这是因为在你的身体生理上还处于中午时，你便需要去睡觉；而当你正在试图进入深度睡眠时，你必须起床。为了帮助运动员在这些情况下入睡，可以使用短效安眠药或含褪黑素的药物。上述措施不一定能帮助运动员适应，但可以避免运动员在适应过程中变得筋疲力尽。一般来说，每 1 小时的时差就需要适应 1 天的时间。

四、体育赛事进行中的注意事项

（一）食物

在大多数旅行中，食物差异往往会导致运动员腹泻数日。在食品卫生较差、自来水质量达不到饮用标准的地区，肠道感染可能更严重。洗手是防止运动员腹泻最有效的方法，最好是使用肥皂和温水，但有时不容易获得，所以应该鼓励运动员就餐前使用抗菌洗手液（如酒精凝胶）。其他预防方法包括服用益生菌和使用预防性抗生素。如果运动员腹泻，应该服用含有运动补液制剂的电解质溶液代替正常液体。市场上的补液饮料效果很好，且往往比临床补液制剂更可口。如果运动员正在比赛，或者如果已经持续腹泻 48 小时，那么可以使用药物（如洛哌丁胺）来减少腹泻次数。如果运动员发热超过 38℃，大便带血或腹部绞痛，那么应怀疑细菌感染。理想情况下，应将粪便样品送检，明确感染性质和细菌敏感性，但是有时并不可行。此时应该使用最可能有效的抗生素。非运动员可用环丙沙星，但有证据表明，这种抗生素可能导致肌腱改变，所以运动员应该避免使用。运动员可以使用替代药物（如红霉素或利福昔明）。

（二）天气

应该在出发之前针对比赛地区的天气情况做好准备。例如，及时补水，避免晒伤和中暑，出发前学会在炎热的条件下照顾好自己和其他人。同样需要仔细准备和训练以适应极端寒冷的环境。

（三）野生动物

狗。在狂犬病流行和有野狗出没的地区，应在出发之前接种狂犬病疫苗。如果团队成员被野狗咬伤，必须考虑狂犬病的可能性。

老鼠。水中进行的体育运动可能有通过老鼠尿液感染韦氏病的风险。韦氏病在全世界许多地方高发，水上运动员出现流感样症状时应高度怀疑韦氏病的可能。应尽早开始口服青霉素进行治疗。

蛇。蛇咬伤很罕见，但如果被咬伤应试图杀死蛇并带到医院，以便识别并使用正确的抗蛇毒药物。

（四）运动员村

在抵达运动员村时，应建立一个单独的医疗室，并且备有检查沙发，运动队需要知道如何联系医生及医疗室的位置。应考察运动员村里的医疗设备，大型运动会将会有一个联合诊所，诊所内可能拥有不同的影像学设备，包括 X 线、MRI 等。联合诊所还经常提供牙科服务和配镜师及其他专科医生，可以为运动会上所有运动员进行治疗。还会设有处方药房，一般在离开本地之前就可以联系药房，这有助于知道该带哪些药物参加赛事。还应勘察运动会期间指定的当地医院，以便在紧急情况下知道如何找到医院。

（五）场馆医疗保障

运动员比赛的场馆会配备一定程度的医疗保障。有一个医疗室配备各种水平的设备，其中的一些设备可能易于使用，还有各种级别的工作人员。如果运动队医生认为医疗保障不够，应该向运动会组织者提出，这可能意味着当你的团队有比赛时，你必须携带自己的装备来保障赛事。需要了解体育项目的规则，因为你可能会面对不熟悉的运动，尤其是运动规则方面。例如，在橄榄球运动中，进入场地照顾受伤的橄榄球选手是可以的，但在柔道运动中，踩上柔道垫会使运动员丧失资格。

（六）器械

如果没有综合医院，那么团队医生必须携带自己的器械。出国旅行的基本用品包括听诊器、血压计、温度计、检眼镜、耳镜、笔形手电、尿液检验棒、笔记簿和铅笔。超声波仪器可能非常有用，但跟任何其他设备一样，你需要了解使用方法。

（七）药物

遇到的大多数医疗问题是常见的轻微疾病，包括感冒、咳嗽、腹泻、便秘、皮疹等，应携带相关的药物。如果没有药房，那么运动队医生需要携带所需药物。以下是出国旅行时携带药物的基本清单——镇痛药：对乙酰氨基酚、可待因；非甾体抗炎药：布洛芬、西乐葆；抗生素：青霉素 V（静脉注射用）、阿莫西林、红霉素、多西环素；眼：氯霉素眼膏；耳：特戊酸二氟美松氯碘喹；肠道：洛哌丁胺、番泻叶、普鲁氯哌嗪；局部：非甾体抗炎药、克霉唑；以及硝酸甘油喷雾。出发前检查携带的所有药物，以保证无药物在禁药清单之列，防止在比赛中意外使用禁药清单上的药物。

（八）语言

会讲当地语言是很有帮助的。

（九）媒体培训

医疗队在赛事中通常不需要出现在媒体面前，但如果需要，通常是出现了坏消息，如运动员出现了严重的损伤或疾病或兴奋剂测试阳性。因此，进行一些媒体培训可以避免将糟糕的情况变得更糟。

（十）应急规划

集体出行和生活时，传染病会在团队中迅速蔓延，并影响他们的运动表现，应该设定隔离房间以防止疾病的传播。制定关于遣返的计划，如果疾病严重时，应该及时遣返患者回家。

（十一）意外情况

罕见的医疗紧急情况确有发生（如严重的精神疾病、脑膜炎、肾破裂，甚至是雷击）。

选择医疗队。如果有财力拥有大型医疗队是有帮助的，因为他们有不同专长，并且熟悉不同运动。

兴奋剂。兴奋剂阳性的结果对运动员及运动队的声誉都会产生重大影响。团队教育是避免意外兴奋剂测试阳性的关键。国际反兴奋剂组织通常会为运动员提供现成的教育方案。应经常提醒所有运动员在未经查证的情况下不要服用任何药物，包括医生、团队经理或他们的母亲提供的处方，服药前应该询问团队医生或在线查证药物是否在禁药清单上，可使用 www.globaldro.com 进行查证。在抵达住宿处时，团队医生应检查每个人的药物和补充剂，甚至需要检查包装，尽可能确保运动员不会因服用包含违禁物质的药物和补充剂而出现意外的兴奋剂阳性结果。反兴奋剂机构会使用行踪程序（Whereabouts）随时追踪运动员在比赛期间的位置，以便随机进行兴奋剂测试。行踪程序需要大量的管理时间，最好让团队经理进行管理，因为管理失误可能导致错过测试，进而导致运动员被禁赛。TUE 表格通常需在赛事前 4～6 周提交给运动会组织者。运动会上的紧急 TUE 表格将会提交给运动会反兴奋剂委员会。

五、总结

获取关于旅途中及目的地尽可能多的信息，以帮助运动队做好准备。考虑时差，选择最舒适的交通方式来减少旅行压力。到达时，如果没有合适的资源，可以联系本地治疗团队治疗成员。应预料到突发事件，并且在旅行前要确保紧急情况下的沟通渠道畅通。享受赛事！

延伸阅读

1. Devitt, B.M. & McCarthy, C. (2010) 'I am in blood Stepp'd in so far ... ': ethical dilemmas and the sports team doctor. *British Journal of Sports Medicine*, 44 (3), 175–178. doi:10.1136/bjsm.2009.068056.
2. Tillett, E. & Loosemore, M. (2009) Setting standards for the prevention and management of travellers' diarrhoea in elite athletes: an audit of one team during the Youth Commonwealth Games in India. *British Journal of Sports Medicine*, 43 (13), 1045–1048. doi:10.1136/bjsm.2009.063396.Epub 2009 Oct 25.

第二篇

系统运动与运动医学

第9章 运动员的肺功能障碍

John Dickinson[1] 和 James Hull[2]

[1]University of Kent, Chatham Maritime, UK

[2]The Royal Brompton Hospital, Sydney Street, London, UK

概述

1. 运动诱发支气管收缩（exercise-induced bronchoconstriction，EIB）是精英运动员中最常见的慢性疾病。

2. 如果运动涉及持续的较高每分通气量或运动员处于诱发环境中（如干燥空气或污染），则具有 EIB 的风险。

3. 一些疾病症状类似于 EIB（如呼吸功能不全或上呼吸道功能障碍），应进行客观测试（即支气管激发试验）以帮助诊断。

4. 间接气道激发测试是诊断运动员 EIB 的最好方法。

5. EIB 的治疗应包括药物治疗和非药物治疗。

一、引言

（一）运动员的肺生理学

尽管气流显著增加，为了保持运动表现并最大限度地减少气道阻力，在运动期间呼吸系统进行了适应性改变。这一过程涉及呼吸骨骼肌和支气管平滑肌之间复杂且同步的相互作用，以促进潮气量增加，同时最大限度地减少呼吸肌的弹性功。因此，对健康的人来说，在运动期间，对呼吸系统的要求不会对肺容量限制造成负担。

人们经常认为运动员静息时拥有超常的肺功能值，但是，研究表明肺容量一般与个体的遗传影响和体型特征有关。事实上，仅有少量证据表明运动训练可以改变呼吸系统的结构参数。人们认为，肺容量与供氧能力有关，因此在一些运动员中，供氧能力是成功的重要条件（如耐力运动员），他们的平均肺容量往往高于一般人群。

在进行剧烈运动时，气道的正常反应是扩张，支气管扩张的生理特征是气流量增加，例如，第一秒用力呼气量（forced expiratory volume in 1s，FEV_1）升高。支气管扩张在运动停止后的 1 小时内表现最明显。

（二）运动员的肺部症状

肺部症状在各级水平的运动员中都十分常见。事实上，在一项针对 700 名运动员的问卷调查中，近 1/4 的运动员报告有使人苦恼的定期呼吸系统症状。

临床医生遇到有肺部症状的运动员时，一个关键问题是区分哪些代表潜在心肺病理的症状，哪些"感觉"可视为"正常生理"范围内的症状，哪些为剧烈运动情况下的正常症状或者"感觉"。研究表明运动员的呼吸症状往往是非特异性的，并且运动员经常会使用伤害感受术语来描述（如"我觉得我的呼吸很快"或"我觉得我的呼吸频率越来越高了"）。这也许能表现，至少部分显示了"哮喘"症状的存在（如咳嗽和胸部不适）与运动员呼吸道疾病的客观证据（见下文 EIB 的鉴别诊断）之间的关联性不佳。

运动员最常遇到的肺部疾病是呼吸道疾病。实际上 EIB 是精英运动员中最常见的慢性病，在各级水平的运动员中都很普遍（表 9.1）。因此，本章侧重于对疑似 EIB 的评估和治疗提供实用概述。

表 9.1　EIB 在各种体育运动中的患病率

体育项目	患病率（％）	冬季运动	持续高每分通气量	空气污染的存在
羽毛球	9			
业余拳击	12			
田径	16		×	
足球	29	×	×	
赛艇	31		×	
橄榄球	35	×	×	
自行车	40		×	×
游泳	44		×	×
冬季两项	45	×	×	

（三）运动诱发的支气管痉挛

EIB 术语用于描述与运动相关的短暂且可逆的气道狭窄，经常与运动诱发型哮喘（exercise-induced asthma，EIA）这一术语交替使用；但是，考虑到运动只诱发支气管收缩，但不会诱发哮喘的临床症状，则 EIB 的表达更合适。

在一组运动员队列中，EIB 的患病率因体育项目的不同而异，在参与高需氧量的运动和（或）在诱发或潜在有害的环境（如寒冷气候、加氯消毒过的游泳池）中进行运动的运动员，EIB 患病率往往最高（表 9.1）。除此之外，EIB 在休闲健身者及参与流行场地运动的非精英运动员中也很普遍（如足球）。

二、EIB 的诊断

EIB 在运动员中经常表现为一系列的特征性症状，包括喘息、咳嗽、胸闷、呼吸困难和黏液过多。然而，研究表明，在运动员中这些症状是非特异性的，实际上不能帮助确诊 EIB，所以不能仅依靠症状去诊断运动员的 EIB。因此，为了帮助确断，建议运动员进行客观测试以证实可逆性气流阻塞，这可以通过评估对支气管扩张药物的反应或是对运动或支气管激发试验的反应实现（图 9.1）。国际奥委会医疗委员会建议以间接气道激发测试作为竞技运动员确诊 EIB 的黄金标准。

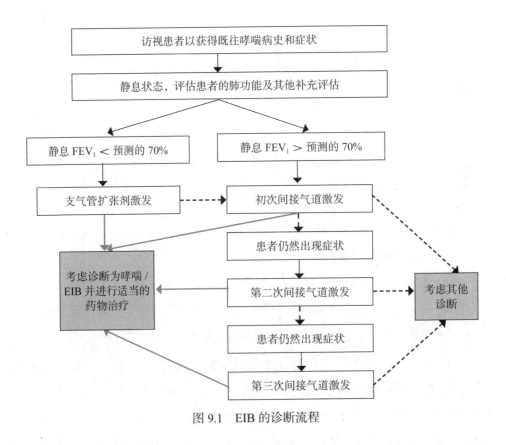

图 9.1　EIB 的诊断流程

（一）支气管扩张剂激发

对休息时有气流阻塞症状的运动员，建议使用支气管扩张剂。吸入短效

β₂ 受体激动剂（吸入性沙丁胺醇 400 μg）10 分钟后，FEV_1 上升 ≥ 12% 即 200 mL 及以上，证明存在可逆性气流阻塞（图 9.2）。

　　绝大多数有呼吸道症状的运动员的静息 FEV_1 值都在正常范围内（> 80% 的预测值）。在具有呼吸道症状的运动员中，间接气道激发是确诊 EIB 的最适宜方法。

对话框：如何测量最大流速容积环

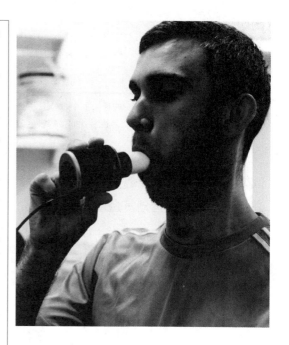

- 使用符合美国胸科学会、欧洲呼吸学会标准的肺容量计。
- 指导运动员先进行几次放松的呼吸，再指导他们吸气，直至达到肺总量。
- 一旦运动员达到肺总量，应该立即尽可能用力且快地呼气直到不能呼出气体（达到残气量）。
- 当只剩残气量时，运动员应立即尽可能快地吸入空气，直到达到肺总量。最大流速容积环的测量现已完成。
- 对于静息肺功能的评估应测量三个流速环。可以从三个流速环中记录最好的 FEV_1。只要三个流速环之间的方差不大于 5%，所有其他流速容积环的测量应该根据流速 – 容积环中最好的 FEV_1 和 FVC 组合进行。

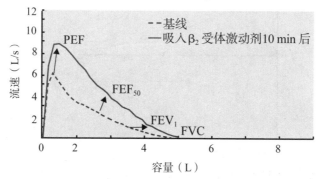

图 9.2　支气管扩张剂激发。上图是支气管扩张剂激发的例子，吸入 β₂ 受体激动剂后，FEV_1 增加 > 12%。注意 FVC 没有改变，但在最大呼气的过程中流速升高，而且流速容积环从 PEF 到 FVC 的形状从凹形变为直线形。

（二）间接气道激发

间接气道激发［如运动激发，Eucapnic 主动呼吸增强（eucapnic voluntary hyperpnoea, EVH）和甘露醇激发］是用于诊断运动员 EIB 的最敏感的激发试验（表 9.2）。

表 9.2　根据 EVH 激发过程中最大通气量对 EIB 的严重程度分类

EVH 激发后 FEV_1 下降	每分通气量 < 60%MVV	每分通气量 > 60%MVV
<10%	正常[a]	正常
10% ~ 20%	中度	轻度
20% ~ 30%	中度	中度
>30%	重度	重度

a：跟基线相比，如果在 EVH 激发中每分通气量 < 60% MVV，FEV_1 下降 < 10% 时必须谨慎对待。如果运动员继续出现症状，考虑替代间接呼吸道激发以确认诊断。

上述激发试验统称为"间接"激发，因为阳性反应依赖于气道级联的激活，即依赖于介质的释放，然后导致气道平滑肌收缩。有人认为这一过程模拟了发生在运动员运动时的真实情况，因此认为对运动员来说"间接"激发比直接的支气管激发（如乙酰胆碱）更恰当。图 9.3 显示了一位患 EIB 运动员对间接气道激发的预期流量-容积反应。

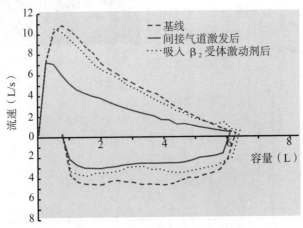

图 9.3　间接气道激发阳性结果。上图为最大流速-容积环的一个例子，可以看到间接气道激发呈阳性。注意 FVC 在激发后没有改变，但流速降低而且呼气曲线的形状变为凹形表示支气管发生收缩。吸入短效 $β_2$ 受体激动剂之后，支气管收缩逆转，肺功能恢复到基线水平。

1. 运动激发试验

运动激发试验是一种针对 EIB 的间接气道激发试验。运动激发试验应在一个特定的体育运动环境中进行，即应在运动员经常出现症状的环境中进行（如游泳选手在泳池中进行运动激发试验）。

运动激发包括测量休息时和运动后的最大流速容量环。运动激发过程应该包括 2 分钟热身，紧接着进行约 8 分钟的运动，维持心率大于预测最大心率的 80%。运动后的 30 分钟内，应该重复规律地定时测定流容积环。FEV_1 的最低值通常见于运动激发后 3 ~ 10 分钟。为了捕捉 FEV_1 的最低值，通常在运动后 3、5、7、10 和 15 分钟记录最大流速容积的测量值。如果在运动后呼吸量测定期间连续 2 个时间点上，FEV_1 下降 10% 或更多，则认为测试结果为阳性。

2. 血碳酸正常的自主过度通气（EVH）

EVH 激发（图 9.4）是诊断 EIB 最敏感的间接气道激发。因此，EVH 激发通常认为是 EIB 诊断的"黄金标准"，但是对无症状或其"EIB"症状对运动表现或健康无影响的运动员而言，该测试是否过于敏感仍有待商榷。

跟运动激发方法类似：在静息时和 EVH

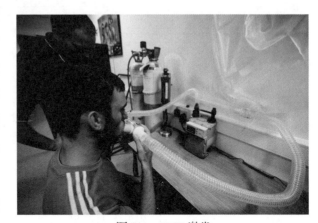

图 9.4　EVH 激发

激发后测量最大流速容积环。在 EVH 挑战中，要求运动员以最大通气量（maximum voluntary ventilation，MVV，$30 \times FEV_1$）的 85% 呼吸 6 分钟。要达到 85% 的 MVV 只能通过让受试者吸入压缩气瓶内的气体（含有 5%CO_2，21%O_2 和 74%N_2），以防止运动员出现低碳酸血症。

EVH 激发后 2 个连续的时间点上，FEV_1 下降 10% 或高于静息水平则认为测试阳性。应根据 FEV_1 的下降程度和达到的通气量来解释实验结果（表 9.2）。

3. 甘露醇激发

甘露醇激发测试（Aridol，Pharmaxis Ltd，澳大利亚）在夏季项目运动员中具有与 EVH 激发类似的灵敏度和特异性。但是在冬季项目运动员中，与 EVH 激发相比，甘露醇激发诊断 EIB 的灵敏度较低，甘露醇激发可能是最适合亚精英运动员的初步测试，其也适用于 EVH 激发结果阴性但是既往有在过敏性环境中运动（如花粉）出现症状加重的运动员。图 9.5 描述了甘露醇测试的方法。

在间接气道激发之前运动员应该停止吸入药物治疗
测试日禁用短效 β_2 受体激动剂
测试前 48 小时禁用长效 β_2 受体激动剂
测试前 72 小时禁用皮质类固醇和抗白三烯药物
如果运动员出现任何不适症状应该重新使用药物

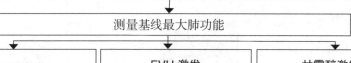

测量基线最大肺功能

运动激发	**EVH 激发**	**甘露醇激发**
运动员在有运动呼吸症状的运动环境中完成 8 分钟的专项运动。运动中的目标 HR 应超过最大 HR 的 80%。 在运动后 3、5、7、10 和 15 分钟重复测量肺功能。如果在连续的两个时间点 FEV_1 比基线下降 >10%，则测试结果为阳性。	要求运动员保持 MVV（$FEV_1 \times 30$）的 85% 运动 6 分钟。运动员必须达到 MVV 的 60% 以上测试结果才有效。 在运动后 3、5、7、10 和 15 分钟重复测量肺功能。如果在连续的两个时间点 FEV_1 比基线下降 >10%，则测试结果为阳性。	受试者吸入一个胶囊（安慰剂）。60 秒后重复测量最大肺功能记录为基线 FEV_1。增加甘露醇剂量，分别以 5、10、20、40、80（2×40）、160（4×40）、160 mg 给药。每次给药 60 秒后，重复测量最大肺功能。 FEV_1 比基线下降 ≥ 15% 或累积剂量 ≤ 645 mg 时 FEV_1 增量（剂量之间）减少 10%，则测试结果为阳性。

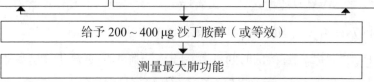

给予 200～400 μg 沙丁胺醇（或等效）

测量最大肺功能

图 9.5　用于诊断 EIB 的间接气道激发试验

（三）支持和后续评估

间接气道激发的阳性反应为诊断 EIB 提供了客观支持。然而，应对运动员进行额外的评估以优化持续性治疗。

辅助测试可用来提供有关气道急性炎症的信息（如呼出一氧化氮），并且可作为监测工具指导如何调整吸入疗法。针对常见吸入性过敏原的皮肤点刺试验也可以用来识别相关的过敏性诱因。

在确诊 EIB 并开始适当的治疗（在下文中讨论）后，可以为服用药物的竞技运动员进行重复间接气道激发。该后续评估的结果将有助于完善未来的治疗，并帮助选择针对 EIB 的最佳治疗方法。

EIB 的筛查

由于相关症状与 EIB 的客观诊断之间的联系不强，建议运动队使用间接气道激发试验筛查 EIB。作者在筛查 2004 年英国奥林匹克队时，这一方法的优势明显。后来发现许多比赛的运动员都存在 EIB 的错误诊断。此外，评估过程显示许多运动员不了解和（或）未报告运动相关的呼吸症状，因此会在未控制 EIB 的情况下进行训练和比赛。使用间接气道激发试验进行的 EIB 筛选消除了诊断的不确定性，并且可以确保运动员得到最佳治疗。

三、EIB 的治疗

治疗运动员呼吸道疾病时应考虑药物干预和非药物干预（表 9.3）。

表 9.3　EIB 的治疗方法

药物干预	非药物干预
吸入短效 β_2 受体激动剂（如沙丁胺醇、特布他林）	高强度热身
吸入长效 β_2 受体激动剂（如沙美特罗、福莫特罗）	远离诱发原
吸入糖皮质激素（如丙酸倍氯米松、氟替卡松二丙酸盐）	在寒冷干燥的环境中，应戴口罩遮盖口鼻
色甘酸化合物（如色甘酸钠）	日常高 Omega-3 脂肪酸饮食（二十碳五烯酸 3 g 和二十二碳六烯酸 2 g）
白三烯修饰剂（如孟鲁司特）	

（一）非药物干预

多达一半的运动员利用不应期（即当运动员已经运动起来，不会重复出现 EIB 的时间）进行高强度间歇热身（即在低强度运动中间穿插高强度运动），并且应鼓励这种做法。饮食干预和湿润吸入空气（如面罩）也可以帮助治疗 EIB（详见美国胸科学会，American Thoracic Society，ATS，阅读书单推荐）。

（二）药物干预

短效 β_2 受体激动剂是治疗的主要药物，运动之前 15 分钟给药对于避免 EIB 的发生通常是有效的，进一步治疗方法应依据需要 β_2 受体激动剂治疗的频率和存在的其他症状制定。在运动环境之外出现哮喘症状的运动员或经常使用 β_2 受体激动剂的运动员（即每周大于 3 次）建议给予抗感染药物治疗（如定期吸入糖皮质激素或口服白三烯拮抗剂）。目前没有针对运动员 EIB 的明确的最佳抗感染治疗方法，但是，欧洲和美国胸科协会指南（延伸阅读）提供了最新的指导并且明确了适用情况。对运动员的吸入给药技术进行检查和优化至关重要。

世界反兴奋剂机构禁止以治疗剂量使用吸入性哮喘药物，除非运动员能够提供临床证据支持他们应用吸入哮喘药物的要求（即能够提供临床评估的医生证明）。违禁药品的清单经常更新，因此最好提前查看 www.globaldro.org 或咨询相关的国家反兴奋剂机构。在哮喘病情加重的情况下，运动员在竞赛中仍然被禁止口服皮质类固醇，因此需要获得治疗用药豁免（第 23 章）。

四、EIB 的鉴别诊断

虽然 EIB 是运动员中最常见的呼吸系统疾病，但是也经常遇到运动员报告的与运动相关的令人苦恼的呼吸道症状最终诊断不是 EIB 的情况。EIB 的鉴别诊断广泛，包括心脏疾病（第 10 章）。但是经验发现，在缺乏临床证据或调查研究结果提示为其他心肺疾病时，运动员的劳力性呼吸困难常常继发于"呼吸功能不全"。

几个情况可以解释为"呼吸功能不全"，包括运动相关的呼吸模式紊乱或上呼吸道功能障碍。出现呼吸模式紊乱可能是由于在运动期间不恰当的激活辅助肌肉（如三角肌和胸肌）吸气而引起的。

如今，在很大比例的青少年运动员中，EIB 的症状实际上可能是由于运动相关的喉部收缩所致，称为运动诱导的喉梗阻（exercise-induced laryngeal obstruction，EILO），是导致运动员不明原因呼吸困难的普遍原因，并且跟 EIB 有一些重叠的特征（表 9.4）。

表 9.4　EIB 和 EILO 的差异

EIB	EILO
症状出现在运动后 5～10 分钟内	症状出现在运动过程中，且停止运动 5 分钟后缓解
呼气时喘息	吸气时喘息
间接气道挑战后 FEV_1 下降	间接气道挑战后 FEV_1 无下降
异常声音主要来自胸部	异常声音来自颈部
吸入 β_2 受体激动剂治疗有效	吸入 β_2 受体激动剂治疗无效

呼吸功能不全的诊断并不简单，需要有专业知识的医生进行评估，在高强度运动中进行临床观察，并利用专业技术在运动中和运动后捕捉胸腹壁运动。EILO 的确诊需要在运动时进行直接鼻内窥镜检查，而且应该认识到 EIB 和 EILO 的症状之间有很多的重叠，即一些运动员会同时患有两种疾病，因此对他们进行单独的 EIB 治疗效果不佳。

对呼吸功能不全和 EILO 的最佳治疗方法尚不确定，但是呼吸技术的训练、核心稳定性的改善及呼吸肌的训练是有益的。胸部筋膜释放按摩也可能有利于改善胸部顺应性和缓解症状。

五、总结

呼吸症状在各个水平的运动员中都很常见，哮喘的确是精英运动员中最普遍的慢性疾病。尽管如此，重要的是要认识到运动相关的呼吸道症状可能不是由支气管收缩引起的，而是其他的鉴别诊断所致，包括短暂的上呼吸道梗阻和

（或）呼吸功能不全。因此，明确的诊断评估应以客观性测试为基础。

延伸阅读

1. Anderson, S. & Kippelen, P. (2012) Assessment and prevention of exercise-induced bronchoconstriction. *British Journal of Sports Medicine*, 46, 391–396.

2. Dickinson, J., McConnell, A. & Whyte, G. (2011) Diagnosis of exercise-induced bronchoconstriction: eucapnic voluntary hyperpnoea challenges identify previously undiagnosed elite athletes with exercise-induced bronchoconstriction. *British Journal of Sports Medicine*, 45, 1126–1131.

3. Nielsen, E., Hull, J. & Backer, V. (2013) High prevalence of exercise-induced laryngeal obstruction in athletes. *Medicine and Science in Sports and Exercise*, 45, 2030–2035.

4. Parsons, J., Hallstrand, T., Mastronarde, J. *et al.* (2013) An official American Thoracic Society clinical practice guideline: exercise-induced bronchoconstriction. *American Journal of Respiratory and Critical Care Medicine*, 187 (9), 1016–1027.

5. Porsbjerg, C. & Brannan, J. (2010) Alternatives to exercise challenge for the objective assessment of exercise induced bronchospasm: eucapnic voluntary hyperpnoea and the osmotic challenge tests. *Breathe*, 7, 53–63.

第 10 章 感 染

Michael J. Martin

Royal Bournemouth Hospital, Bournemouth, UK

概述

1. 越来越多的人认为感染与特定的运动有关。

2. 我们现在认识到许多感染可以通过事先教育和准备来避免。

3. 注意卫生对预防感染起着非常重要的作用，尤其是在接触性运动中。

4. 在接触性运动中，受伤出血的运动员在没有给予适当治疗的情况下不建议继续比赛。

5. 体育赛事的医生需要准备适当的器械，而且可能需要特定的培训，特别是参与精英水平赛事时。

一、引言

越来越多的人参加各种各样的体育运动，这就意味着现在许多类型的感染可能与体育运动有关。国际比赛和冒险假期的增加也意味着必须考虑可能会出现的不寻常感染，不仅是精英运动员，还有从假期活动中返回的人。

如果要去国外比赛，运动员有必要在出发前进行适当的准备。腹泻在世界许多地区常见，应该给予饮食建议，在供应水质量可能较差的地方饮用瓶装水，避免食用沙拉、没有去皮的水果和冰饮料。出发前几个星期应该考虑注射疫苗，疫苗种类取决于目的地。此类建议均可见于绿皮书（The Green Book）中（见下文）。

二、皮肤和软组织感染

（一）病毒性皮肤感染

两种最常见的病毒性皮肤感染是疣和单纯疱疹病毒感染。疣由感染人乳头瘤病毒引起，可见于任何皮肤表面，并且通过皮肤直接接触传播。更衣室内的地板可以作为宿主，因此游泳选手常见足底疣。尽管足底疣被压力向内推时可能会引起疼痛，但大多数疣是无痛的。早期治疗可外用水杨酸制剂，连续几周每日涂抹会见效，但更顽固的疣，特别是足底疣，可能需要更积极的治疗，如液氮冷冻、手术切除或激光治疗。单纯疱疹病毒感染见于摔跤手时被称为斗士疱疹，见于橄榄球运动员时称为争球痘疹（图 10.1，彩图见文末），常见于接触性和对抗性运动，表现为周围有红斑的水疱，往往非常疼痛，破裂后可能留下侵蚀溃烂区域。常见淋巴结肿大、发热和全身不适。治疗应给予阿昔洛韦 200 mg，每日 5 次，连续使用 5 天，并且避免参加比赛直至病灶愈合。

（二）真菌性皮肤感染

运动员中常见皮肤癣菌感染。足癣特征是脚上常见鳞片状或散在性病变。出现趾间浸渍是由于病原体生长在温暖、潮湿的环境中，跑步选手和竞走选手的患病风险最大。体癣通常表现为鳞屑性红斑，其中一种类型——斗士体癣在摔跤选手中很常见。通过皮肤密切接触传播，也可能通过垫子和器材传播。花斑糠疹是由马拉色菌（酵母类真菌）引起的，马拉色菌属于正常皮肤菌群，典型症状为皮疹，通常在躯干出现椭圆形或不规则的斑点，可能出现色素减退或色素沉着。各种外用咪唑类抗真菌药膏可用于治疗皮肤癣菌（如克霉唑、酮康唑、咪康唑），二硫化硒或酮康唑洗发水用于治疗花斑糠疹。

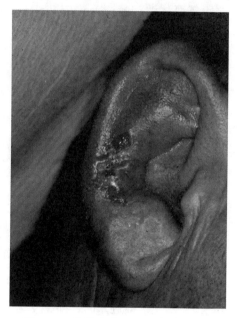

图 10.1　单纯疱疹——"争球痘疹"

（三）细菌性皮肤感染

1. 脓疱病

脓疱疮通常为轻度局部皮肤感染。脓疱疮是由典型的化脓性链球菌引起的（A 组链球菌），虽然金黄色葡萄球菌目前是最常见的致病菌。因其常见于皮肤擦伤处，所以可出现在多种体育项目中，在炎热潮湿的天气中更常见。开始表现为小疱，在破裂和结痂之前变成脓疱，形成典型的金黄色结痂。可以出现剧烈瘙痒，搔抓会导致进一步的传播。症状轻微时，可用杀菌剂清洗并保持患处干燥。局部外用 5 天莫匹罗星软膏（每日 3 次）可能见效，但感染症状更严重时，可能需要口服 5 天氟氯西林 200 mg（每日 4 次）或红霉素 250 mg（每日 4 次）。患者应避免参与比赛直至伤口愈合，还应警惕队友出现相同病变。

2. 金黄色葡萄球菌与 Panton–Valentine 杀白细胞素毒素

Panton–Valentine 杀白细胞素（Panton–Valentine leucocidin，PVL）是由 2% 的金黄色葡萄球菌（*staphylococcus aureus*，SA）菌株产生的一种毒素，可以在甲氧西林敏感菌株（meticillin-sensitive *Staphylococcus aureus*，MSSA）和甲氧西林耐药菌株（meticillin-resistant *Staphylococcus aureus*，MRSA）中找到。产生 PVL 的金黄色葡萄球菌（PVL-SA）能导致其他方面都健康的年轻人出现反复的皮肤和软组织感染（skin and soft tissue infections，SSTIs），偶尔导致坏死性肺炎，可以致命，尤其是在流感后存在呼吸道感染的情况时。顾名思义，毒素会导致白细胞破坏，包括嗜中性粒细胞和巨噬细胞，使得感染和组织破坏扩大。常见感染症状包括复发性疖、痈、毛囊炎和蜂窝织炎。该病原体可以在拥挤的社区中传播（如健身房、接触性运动、监狱和军事设施等能发生密切接触的地方），如果患者皮肤完整性受损加上密切接触和使用共享器材（包括毛巾）可能会使 PVL 的传播风险增加。疾病的爆发与易导致皮肤破损的接触性运动相关，包括摔跤、自由搏击、综合格斗及团体运动（如橄榄球）。当出现扩散迹象时，即一支运动队中出现两例或两例以上时，应取坏死性 SSTIs、复发性脓肿和疖的患者患处和鼻孔处的标本（寻找金黄色葡萄球菌携带）送检与培养。重要的是说明筛查 PVL，因为如非特别要求，该检查并不是常规的实验室检查项目。用于治疗轻微皮肤感染的抗生素包括氟氯西林 500 mg，每日 4 次，连续 5 天；青霉素过敏的患者可以使用红霉素 500 mg，每日 4 次；克拉霉素 500 mg，每日 2 次。更严重的感染和（或）复发感染首选给予克林霉素 450 mg，每日 4 次。克林霉素会作用于细菌核糖体，阻止蛋白质合成，进而产生毒素。如果怀疑或证实该病原体为 MRSA，克林霉素可能仍然有效，也可以联合应用利福平 300 mg 每日 2 次和多西环素 100 mg 每日 2 次。细菌培养和药敏测试对选择适当的治疗方法十分重要。通过合理的卫生预防措施可以减少传染给他人的风险（如用敷料覆盖感染病灶），使用压泵式液体香皂洗手（避免使用香皂——可能因被别人继续使用而感染），用自己的浴巾和毛巾并且每天用热水清洗。无法控制传播时，可能需要采取更广泛的措施，包括每日清洗床单和消毒运动环境。持续性载体的清理是必要的，最好的方法是日常消毒洗浴联合鼻用莫匹罗星软膏（专栏 10.1）。

专栏 10.1　PVL-SA 的清理程序

概述
- 床单 / 浴巾 / 毛巾每天更换，并且用热水清洗
- 定期吸尘和除尘，特别是卧室
- 请勿共用盥洗用品
- 用一次性抹布和洗涤剂清理水槽 / 浴缸

用 4% 氯己定沐浴露或 2% 三氯生洗澡
- 连续 5 天，每天涂抹湿润皮肤，至少停留 1 分钟，彻底冲洗
- 在第 1、第 3 和第 5 天也可用作洗发水
- 不要用于干燥的皮肤
- 特别注意腋窝、腹股沟、乳房下、双手和臀部

莫匹罗星（鼻用百多邦）软膏（每天 3 次，连续使用 5 天）
- 将火柴头大小的量用棉棒涂抹于每个鼻孔内，按压鼻子两侧轻轻按摩揉开软膏

三、上呼吸道感染

上呼吸道感染不仅在运动员中，在所有人群中都很常见，并且可能影响运动员的表现。上呼吸道感染很容易扩散，特别是通过直接接触传播，注意手部卫生可以降低扩散风险。轻度症状时不会影响运动表现，但是如果运动员有肌痛、嗜睡、关节痛或静息性心动过速的症状时应该避免运动。传染性单核细胞增多症（腺热病）偶尔会导致长时间的昏睡。在恢复期间，应根据个人的承受能力，逐步回归运动。脾大常见于腺热病，并有报告显示过早的回归接触性运动会出现脾破裂。

四、血液传播的病毒

运动员参与有密切接触的体育运动可能有感染乙肝、丙肝和人类免疫缺陷病毒（human immunodeficiency virus，HIV）的风险，尽管迄今为止没有任何因体育运动感染 HIV 病例的记录。这些病毒可以通过血液和体液传播。运动员更有可能在运动场外的活动中接触到这些病毒，但是处理出血损伤时，良好的卫生习惯可以降低传染风险。应提供卫生的更衣设施，并鼓励正确的做法（如不共用毛巾和剃须刀）。应适当使用防护设备（如护齿）。被血液污染的器械应该从运动场地移除并用漂白剂和水按 1∶10 配置的溶液清洁。出血损伤应该及时处理（专栏 10.2）。运动员应该离开赛场，工作人员应该戴手套，使用消毒剂对运动场进行彻底清洁，如果衣物染血应进行更换。应该教育并鼓励运动员报告这类损伤。皮肤损伤应覆盖封闭敷料直至愈合。乙型肝炎是最容易传染的病毒，有专用预防疫苗可供使用，应考虑为高危运动员或者即将旅行至高发病率国家的人员接种疫苗。

专栏 10.2　体育赛事中发生出血性损伤的处理方法
- 运动员应该立即离开运动场地
- 工作人员应该戴手套
- 应该进行彻底地清洗消毒
- 染血衣物应更换，污染设备应用稀漂白剂溶液清洗
- 伤口应用封闭敷料覆盖

五、莱姆病

莱姆病（专栏 10.3）是由螺旋体——伯氏疏螺旋体引起的全身感染。通常在硬蜱属的蜱虫叮咬之后出现，该蜱虫一般存在于鹿身上。经验显示，在任何有鹿的地方，如北半球温带森林地区，都能发现莱姆病。乡村比赛的普及（如山地骑行）意味着越来越多的人将置于危险之中。蜱虫会在伤口内吸血数天直至完全充盈，被蜱虫叮咬后至少 24 小时内不会被感染。因此，正确的做法是离开蜱虫感染区域后的 24 小时之内检查是否有蜱虫叮咬。蜱虫通常

专栏 10.3　莱姆病

- 通过蜱虫叮咬传播
- 蜱虫必须在皮肤附着 >24 小时才能传播疾病，因此及早清除能防止感染（特别检查皮肤褶皱处）
- ECM，典型的扩散型皮疹，可以在被咬后几天到几周内出现
- 应用抗生素治疗皮疹。不应该在这个阶段进行血清学检测，因其感染数周后仍显示为阴性
- 可用的抗生素包括阿莫西林、多西环素、头孢呋辛酯。阿奇霉素可用于青霉素过敏的儿童
- 抗生素疗程一般为 10 天

附着于皮肤褶皱处，因为褶皱处温暖且潮湿，因此应着重检查腋下、乳房、腹股沟和腘窝处。重要的是要注意大多数感染是无症状的。有些患者会出现特征性的慢性游走性红斑（erythema chronicum migrans，ECM），一种从叮咬处向外扩散的红斑皮疹（图 10.2，彩图见文末），通常在叮咬后 7 天左右出现，也可能会推迟到几星期后出现。皮疹最终会自发地消失，少数患者将出现慢性感染的后遗症，包括最常见的关节炎和神经系统病变。莱姆病的血清学标志物在感染后 6 周左右均不能被检测到，因此出现 ECM 时，应始终进行抗生素的经验性治疗，不进行血清学检测。治疗方案是口服阿莫西林、头孢呋辛芬酯或多西环素。阿奇霉素效果一般，但对于青霉素过敏的儿童可选择阿奇霉素。应用抗生素治疗 10 天。皮疹通常需要 2 周左右才能消除。

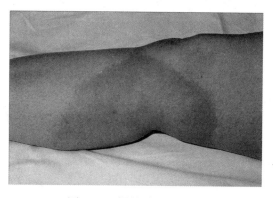

图 10.2　慢性游走性红斑

六、钩端螺旋体病

钩端螺旋体病（专栏 10.4）是由钩螺旋体属的一种螺旋菌引起的，有许多亚型。虽然常见于热带地区，但也可能发生在世界各地。钩端螺旋体可以随许多哺乳动物的尿液排出体外，特别是啮齿类动物，常见于被动物尿液污染的水域（淡水湖泊、溪流和河流）。病原体可以通过伤口和擦伤处进入皮肤，也可以穿过完整的黏膜进入。不会在人与人之间传播。皮划艇运动员、帆板运动员、洞穴探险者和游泳者可能面临被感染的风险。该疾病有 7～21 天的潜伏期。感染后可能是无症状的（多数人），也可能导致突发性流感样症状，如头痛、肌肉疼痛和呕吐。偶尔有病例会进展到免疫阶段（韦氏病），一种伴有黄疸和肝、肾衰竭的严重疾病。抗生素治疗（青霉素）和良好的支持治疗能使绝大多数病例完全康复，死亡病例罕见。可以为接触淡水的运动员提供以下建议：穿戴适当的防护衣物，用防水的封闭敷料覆盖伤口和擦伤，水上运动后应洗净或淋浴，在接触动物后和进食前应洗手。

专栏 10.4　钩端螺旋体病

- 通过哺乳动物的尿液排出，可见于全世界的淡水中
- 皮划艇运动员、帆板运动员、洞穴探险者和游泳者的患病风险较高
- 大多数感染无症状
- 能引起流感样症状
- 可能进展到疾病的第二阶段出现肝、肾衰竭（韦氏病）
- 青霉素 V 能避免韦氏病的进展

水上运动爱好者应该：
- 穿戴适当的防护衣物
- 用封闭敷料覆盖伤口和擦伤
- 接触淡水水源后应洗净身体或淋浴
- 接触动物后和进食前须洗手。

七、总结

询问患者的休闲活动作为病史记录的一部分，可以帮助确定潜在的感染疾病。与在生活中许多领域一样，最大程度减少运动中感染的基础是充分的准备（包括适当的免疫接种）和良好的卫生习惯（强调不共用剃须刀、香皂和毛巾）。在新兴的运动医学领域中有可供医生选择的职业方向。

延伸阅读

1. Centers for Disease Control and Prevention, Atlanta, USA (contains topical information on all infectious diseases): www.cdc.gov.

2. Public Health England website (contains topical information on all infectious diseases): http://www.hpa.org.uk/.

3. Schlossburg, D. (ed) (2009) *Infections of Leisure*. ASM Press, Washington. ISBN 978-1-55581-484-7.

4. The Green Book (immunisation): https://www.gov.uk/government/collections/immunisation-against-infectious-disease-the-green-book#the-green-book.

第 11 章　不明原因的表现不佳综合征（过度训练综合征）

Richard Budgett[1] 和 Yorck Olaf Schumacher[2]

[1]Medical Services, International Olympic Committee, Lausanne, Switzerland

[2]Aspetar Orthopedic and Sports Medicine Hospital, Doha, Qatar

概述

本章描述了运动员不明原因的表现不佳综合征（过度训练综合征）。读完本章内容，读者将会理解以下方面：

1. 起因
2. 临床表现
3. 不同诊断工具的价值
4. 最佳的治疗方法

一、引言

运动员旨在通过训练提高他们的比赛成绩。训练将使运动员身体开始重建和重塑，从而理想地适应训练任务，以提高运动表现（常在训练后疲劳期后出现）。一般来说适应性改变在运动员恢复期疲劳时发生，有时会通过艰苦的干预训练和延长休息时间来提高训练效果（称为功能性过度训练）。如果在较长的时间内，消耗性训练和其他压力因素同时出现并且运动员没有充分恢复，训练过程被打乱（称为非功能性过度训练）。压力与恢复之间的平衡是高度个体化的动态过程，最终可能导致长期表现不佳。这些类型的不明原因的表现不佳综合征（unexplained underperformance syndrome，UUPS）在精英耐力型项目运动员中相当普遍：60% 的耐力型跑步运动员在职业生涯中会经历超出能力或过度的训练。这个问题并不局限于奥运会运动员，美国每年有 10% 的大学游泳运动员报告存在"筋疲力尽"的情况。

大多数表现不佳的运动员没有找到原因时，会被诊断为 UUPS，也称为过度训练综合征（overtraining syndrome，OTS）、运动员慢性疲劳、运动疲劳综合征、筋疲力尽、疲倦或恢复不佳综合征（图 11.1，专栏 11.1）。

专栏 11.1　过度训练综合征的诱发因素

• 高负荷训练，特别是单一训练或持续时间、强度的突然增加

• 比赛较多

• 其他的压力，例如旅行、异常环境（炎热，海拔）、疾病或损伤及生活事件引起的心理压力（如考试、搬家或情感问题）

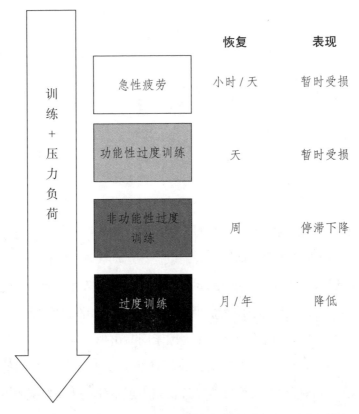

图 11.1　表现不佳的运动员过度训练综合征的不同阶段

来源：Adapted from Meeusen *et al*. 2013. 经 Wolters Kluwer Health 许可转载

二、症状

表现不佳的运动员通常表现为运动能力下降、持续疲劳和情绪紊乱。当评估不明原因表现不佳的运动员时，医生的首要任务是通过适当的病史和检查排除其他潜在疾病。直接提问时通常会显示运动员存在睡眠障碍，包括难以入睡、噩梦、夜间醒来或睡眠时间延长但醒来时没有恢复精神。其他症状包括没有动力、精力、竞争愿望和性欲，情绪不稳，焦虑和烦躁，食欲丧失及体重减轻或其他进食紊乱，轻度头晕（直立性低血压）和静息脉率升高，疲倦时常伴有心率下降。一些运动员频繁出现轻微的上呼吸道感染（upper respiratory tract infection，URTI，专栏 11.2）。

专栏 11.2　过度训练综合征的症状

• 表现不佳
• 抑郁伴有缺乏动力、竞争动力和性欲的丧失
• 焦虑和烦躁增加
• 睡眠障碍
• 食欲丧失和体重下降
• 疲劳
• 频繁的轻微感染，特别是上呼吸道感染
• 静息脉率升高，疲倦时心率下降
• 直立性低血压症状加重

（一）鉴别症状

区分过度训练与正常训练后的疲劳（超过能力）是困难的，因为两个现象可能会连续出现。此外，对训练的反应和恢复能力都是高度个体化的，需要根据具体情况进行评估，因此不可能对恢复时间提出普遍的建议。许多运动员会感到疲劳、烦躁、焦虑和沮丧，伴有静息脉率升高和轻微感染，但是一旦训练负荷减少会很快恢复。运动员必须刻苦训练来提高比赛表现，医生和体育科学家面临的挑战则是制定可靠的恢复方案，以便运动员可以尽可能进行刻苦训练，但不至于太疲劳而连续数周出现 OTS。

（二）训练

患有 OTS 的运动员经常有训练负荷增加史。过度训练综合征常见的危险因素也包括训练的单调性：一些体育运动，例如，许多耐力项目的训练量大且单调，并且缺乏周期性（训练的周期性变化），这意味着从运动中恢复更加困难。比赛压力和选择压力也可能是 OTS 诱因之一。过度训练的运动员通常可以在一段时间内保持一定的速度，但无法提升速度或者提高冲刺能力。

一名游泳选手打破了英国的纪录，然后决定减少休息日，每周进行 7 天训练。他在几个月后变得衰弱了，并用数周时间才恢复。另一名游泳选手将训练时间增加到每天 8 小时，持续 4 个月后成绩提高了，但随后他开始无法在训练后恢复过来，用了数月才得以完全恢复。

但是，运动员在不到 2 周的艰苦训练后（如典型的训练营），如果能休息并允许自己训练后充分恢复，就很少出现疲劳症状（专栏 11.3），这就是正常性逐渐减弱的现象（功能性过度训练）。

专栏 11.3　排除慢性疲劳的其他原因

- 病史——询问感染、喘息、进食障碍、胸部疼痛和运动时的呼吸急促
- 检查以排除医学原因
- 调查研究——根据临床表现决定实验项目，包括实验室检查、肺和心功能检查

（三）其他压力因素

在大多数患有不明原因的表现不佳综合征的运动员中，训练量与其他运动员或前几年没有不同。充分的恢复可能是关键因素。压力因素包括环境因素（炎热、海拔）、过多地参加训练营或比赛、考试和其他生活事件、饮食不当和脱水，上述因素都会降低恢复或应对繁重训练的能力。

一名赛艇运动员为了训练搬到 600 英里 ① 以外的地方，跟随新教练进行训练，新教练放弃了自己的职业生涯，并且离开了朋友和家人。尽管已经习惯了训练的水平，3 个月后还是出现了 UUPS。在合适的重塑方案下，她用了 2 个月得以恢复。

（四）体征

个人的体征并不一致，通常对于诊断没有帮助，因为个体之间体征差异很大。常见的体征为直立性低血压加重和体位性心率升高，具体的运动表现降低，但是如果没有应用正确的测试，实验室运动测试可能不受影响。心率的变异性也有改变，静息心率升高，运动后心率恢复障碍，疲倦时心率下降，轻度感染的易感性增加（专栏 11.2 和专栏 11.4）。

专栏 11.4　过度训练可能导致免疫抑制

- 血清皮质醇浓度升高
- 血清谷氨酰胺浓度降低
- 唾液 IgA 浓度降低和唾液量减少
- 辅助 T 细胞 / 抑制型 T 细胞比例减少

---

① 约 965.606 千米，1 英里约为 1.609 千米。

三、检查

病史和检查可以帮助临床医生确定进一步调查是否有帮助。一般情况下，很难说服运动员和教练关于 UUPS 的诊断，所以通常需要一些基本的筛查才能说服运动员没有未确诊的疾病。一些严重的疾病可以表现为 UUPS（如病毒性心肌炎或心脏异常），但这是非常罕见的。由于进食紊乱（甚至是厌食症或暴食症之类的疾病）导致的长期糖原耗竭是更常见的导致疲劳和表现不佳的原因，过敏性鼻炎和过敏性疾病可表现为复发性 URTI。

（一）实验室检查

实验室检查偶尔有帮助，但不能用于诊断 UUPS（专栏 11.5）。

专栏 11.5

实验室检查对于过度训练的诊断几乎没有帮助。

（二）全血细胞计数

血红蛋白浓度和血细胞比容的降低是繁重训练的正常反应，运动员报告的贫血往往是血液稀释导致的生理性反应，并不会影响运动表现。这种"假性贫血"通常在暂停训练休息几天后就会消失。

（三）铁储备

目前认为，反映铁储备的血清铁蛋白浓度降低会导致非贫血性的疲劳。血清铁蛋白水平可能会受到并发症的影响，大部分处于月经期的耐力运动员的铁蛋白少于 30 ng/ mL，这可能导致疲劳，在运动员考虑进行高原训练时则显得尤为重要。许多体育运动科的医生建议大多数处于月经期的女性耐力运动员应口服铁剂（由于耐受性较好，通常会选择液体铁剂）和帮助吸收的维生素 C。

（四）病毒

众所周知，即使是健康的运动员，病毒滴度也会表现出生理性差异，因此定量评估很少使用。但是与先前的评估结果相比，对常见病毒（如 EB 病毒或巨细胞病毒）免疫状态（IgM、IgG 等）的变化可能会有所帮助。然而，识别特定的病毒不会改变治疗方法，所以其意义有限。

（五）微量元素和维生素

目前还不能证明维生素、微量元素和 UUPS 之间有任何联系。运动员广泛使用的补充剂似乎不能使他们免受疲劳和表现不佳的影响，而且还有摄入违禁物质的风险，不应鼓励运动员使用。运动员都应该寻求膳食建议，并且必须给予充分保证：能量充足且多样化的膳食可以使大部分运动员不需要使用营养补充剂。在同样的情况下，血液筛查维生素和矿物质含量几乎没有意义。

（六）激素评估

长期以来人们一直怀疑过度训练综合征就是内分泌系统的紊乱，然而目前没有有效的激素检测可以用来诊断 UUPS。

四、预防和及早发现

虽然 UUPS 的诱因不明，但艰苦训练和恢复不充分是典型的前期诱因。如上所述，运动员可以耐受不同程度的训练和比赛压力，所以很难区分早期 UUPS 和过度训练。研究人员试图确定早期发现 UUPS 的策略。

在美国会采用情绪状态问卷（profile of mood state，POMS）监测运动员每天的情绪，通过在情绪低落时减少训练量，情绪改善时增加训练量，将大学生游泳选手中"筋疲力尽"的发生率从 10% 降低到零。

（一）心率

尽管经过休息，仍然存在清晨心率持续上升的情况，为非特异性症状，但也确实提供客观证据说明存在障碍，运动后的心率恢复也同样提示存在障碍。几十年来，东欧国家一直用心率的变异性来监测运动员的训练状况。艰苦训练之后，交感神经和副交感神经系统活动之间的平衡发生改变，然后再恢复（在训练减量之后副交感神经驱动增强）。这也可能会反映在心率的变异性上，为恢复程度提供客观指导。不幸的是，运动员 UUPS 症状的改变各有不同，所以心率的变异性不能帮助得出可靠的诊断。在运动员经历疲劳、疲倦、训练减少和恢复的过程中，心率变异性似乎是不可预测的。然而，随着时间的推移，通过跟踪个体可能会得到一个可靠的变化模式。

（二）其他因素

应仔细监测运动表现，注意在训练减量之后出现的表现不佳。血红蛋白和肌酸激酶的血液浓度系列检查可能帮助不大。研究结果表明，间隔 4 小时的连续 2 次最大运动测试之间若数据降低 10% 或以上，则可能表明有 OTS。

预防措施应包括良好的膳食、充分的饮水和训练期间的休息。教练员和运动员必须认识到，有全职和其他工作的运动员不会像在训练后能放松的运动员一样可以迅速恢复，定期训练可以帮助身体恢复。目前还没有可靠的客观测试来预测哪些运动员经过艰苦训练后会变得虚弱（专栏 11.6）。

专栏 11.6　过度训练综合征早期诊断很困难，个体化的监测可能有所帮助

- 运动表现［主观劳累程度分级（rate of perceived exertion，RPE）］
- 心情状况
- 静息心率
- 运动后心率的恢复
- 特定运动测试（系列测试）

五、治疗

运动医学科医生必须与教练员和运动员商量后再制定恢复计划。最重要的任务是说服教练员和运动员帮助确诊疾病，并告知需要长期的恢复。运动员应使用包含多学科内容的方法，如果可以，应该同时咨询体育营养师和体育心理咨询师。生理学医生也可以帮助设定训练水平，暂时改变运动员的具体训练项目经常是有帮助的。在此期间，休息和重塑策略是核心，并且会起到带头作用（专栏 11.7）。

专栏 11.7　过度训练综合征的治疗

- 说服教练员和运动员帮助诊断疾病
- 保证预后良好
- 放松和充分休息
- 轻负荷训练，非特定项目训练
- 随着症状的改善，进行非常短的冲刺跑和长时间休息

治疗性运动

患有 UUPS 的运动员通常在 5 周的相对休息后运动表现和心情状态都有所改善。建议运动员每日以远低于训练强度的水平进行几分钟的有氧运动，并且在往后内几个星期里慢慢增加训练时间。假设特定项目的运动员发生了过度训练综合征，如果可以，初期阶段建议交叉训练非特定项目（如过度训练的跑步选手可以去骑自行车）。训练量的起始水平和增加强度将取决于运动员的临床表现和改善速率。恢复可能需要几周到几年的时间，除非严格执行恢复方案，否则许多人会犯错——即当感觉好点时，就试图进行一次正常训练，在部分恢复之前会出现几天的重度疲劳，且会反复发生。

如果运动员心情沮丧，则需服用抗抑郁药并进行心理干预。

经过 12 周的极轻负荷训练后，运动员们常常会对自己的表现感到惊讶，因此必须注意不要太快地增加训练负荷。当恢复正常训练时，应交替进行高强度和低强度运动。当运动员恢复全面训练时，建议运动员刻苦训练，但是要确保每周至少休息一次并达到完全恢复，以保证刻苦训练可以达到预期效果。

延伸阅读

1. Meeusen, R., Duclos, M., Foster, C. *et al.* (2013) Prevention, diagnosis and the treatment of the overtraining syndrome: joint consensus statement of the European College of Sports Science and the American College of Sports Medicine. *Medicine and Science in Sports and Exercise*, 45 (1), 186–205.

第12章　女性运动员的三联征

Noel Pollock

Sport & Exercise Medicine, Team Doctor British Athletics, London, UK

概述

本章描述了女性运动员的三联征。读完本章内容，读者将会理解以下内容：

1. 女性运动员三联征的病理生理
2. 闭经的病因
3. 女性运动员三联征会造成的健康问题
4. 女性运动员三联征的筛查与诊断
5. 女性运动员三联征的预防与治疗

一、引言

女性运动员三联征是公认的临床综合征，是指相互关联的三种因素：能量可用性、月经功能、骨骼健康。该病于 1992 年被首次提出，表现为饮食紊乱、闭经和骨质疏松，常见于要求运动员保持瘦体型的运动项目。但是，现在人们认识到运动员在健康和疾病之间有一个较大的过渡区，大多数情况下，三种症状不一定同时出现。因此，女性运动员三联征的定义已经修订，骨骼健康、月经功能或能量平衡都是动态变化的，运动员可处于从最佳状态到病理状态的任何范围内。临床医生应该意识到三联征中任一方面检测出功能障碍，都应该考虑和治疗其他相关疾病。女性运动员三联征的预防和治疗应引起与女性运动员共事者的重视，因为三联征会对运动员目前和未来的健康和运动表现产生巨大的负面影响。

二、女性运动员三联征的病理生理

女性运动员三联征的病理基础是能量可用性低，这是一个基本的治疗概念，因为已有证据表明训练强度或压力并不会导致相关的月经或骨骼的功能障碍，而可能会导致能量可用性降低。

（一）能量可用性低

能量可用性的定义为膳食摄入的能量减去运动消耗的能量后，剩余的可供生理机能利用的能量。重要的是要认识到有意或无意造成的能量可用性降低。剧烈运动可以抑制食欲，能量负平衡可能是由于运动后无意识的能量摄入不足所致。一些运动员能量可用性降低是由能量消耗的增加所致，而另外一些运动员是由于进食紊乱导致能量摄入减少所致。有些运动员可能患有临床精神病理性进食紊乱（如神经性厌食症或暴食症），尽管这对疾病诊断相当重要，但却常被忽略。

（二）月经功能

患有女性运动员三联征的运动员可能会出现从月经不调（月经周期 > 35 天）到闭经（不来月经超过 3 个月）的症状。闭经的原因有很多，可能与女性运动员三联征不相关，临床医生应注意其他可能导致原发性或继发性闭经的病理原因（表 12.1）。

由于能量可用性低导致的闭经是功能性下丘脑闭经。能量可用性低（通常定义为每天 <30 kcal/kg 非脂肪质量）持续 5 天会打乱垂体分泌黄体生成素。女性维持规律月经所需的能量可用性方面存在自然差异，但规律月经表明有足够的能量可以供应其他的生理功能，包括肌肉适应、生长和骨骼重塑。

表 12.1　闭经的原因

解剖学原因
子宫病变或阴道异常
性分化异常
内分泌原因
下丘脑原因（包括功能性下丘脑闭经）
垂体腺瘤
多囊卵巢综合征
其他雄性激素过多疾病（包括病毒卵巢肿瘤）
库欣综合征
原发性卵巢功能不全
甲状腺功能障碍
妊娠

（三）骨骼健康

通常使用双能 X 线骨密度仪（dual X-ray absorptiometry，DXA）测量骨密度（bone mineral density，BMD）来评估骨骼健康情况。BMD 只是骨骼健康的一个表现，皮质厚度和骨骼几何也可以用来评估骨骼健康，但是，大部分关于女性运动员三联征的研究都使用 BMD 作为骨骼健康的标志。

跑步、体操和舞蹈运动员由于日常活动中的负重性质，BMD 高于同龄人。事实上，负重部位（如髋关节）通常会受到相对保护而出现明显退化，只有在负重较轻的部位（如腰椎）或相对不负重的部位（如桡骨）才可见BMD 升高。因此，女性运动员的 DXA 扫描应该测量四个部位：全身、臀部、腰椎和桡骨。

患有女性运动员三联征的人可能表现为正常的 BMD、低 BMD（定义为 Z 值在 -2 和 -1 之间，且为应力性骨折次级风险因素）或骨质疏松（Z 值小于 -2，且为应力性骨折次级风险因素）。美国运动医学学院和国际临床密度测量学会（International Society for Clinical Densitometry，ISCD）不推荐使用WHO 标准来诊断绝经前女性的骨质疏松症。骨折的次级危险因素包括营养不良、应力性骨折史和偏低的雌激素水平。

绝经后女性骨质疏松的主要原因是雌激素缺乏。绝经后的女性骨骼处于高转化性的骨骼状态，雌激素缺乏导致骨吸收增加。在女性运动员三联征中，低雌激素水平仅占骨骼重塑异常的一小部分。女性运动员三联征是一种骨形成减少的低转化性骨骼状态。与雌激素减少的影响相比，低能量可用性对胰岛素样生长因子-1（insulin-like growth factor-1，IGF-1）、生长激素、皮质醇和甲状腺素对骨骼健康的影响更明显，因此用雌激素替代疗法对女性运动员三联征通常是无效的。

虽然在能量可用性低的几天内骨骼形成会减少，但是 BMD 的减少可能需要数月才能体现在 DXA 上。BMD 会随着缺失的月经周期数的增加而下降。

三、健康状况

（一）骨骼健康

患有女性运动员三联征的运动员可能出现不完全可逆的 BMD 下降。早期干预对于青春期女性运动员来说很重要，因为女性骨量在 18 岁时会达到峰值的 90%，在 30～35 岁时达到峰值，此时女性的运动生涯已经结束，进一步积累骨量可能已经太迟了。当女性运动员到更年期时，BMD 可能会严重下降，进一步的骨质流失导致发病风险升高。

应力性骨折更常见于月经不规律的运动员，闭经运动员发生应力性骨折的相对风险比月经规律的运动员高 2～4 倍。

（二）经期卫生

尽管在恢复过程中，闭经女性的通常不育，但可能在月经恢复之前排卵。持续性功能性下丘脑闭经对长期生育能力的影响尚不清楚。雌激素低也可能导致阴道干涩、低密度脂蛋白胆固醇升高和内皮功能障碍及潜在心脏问题。

（三）进食紊乱

虽然大部分的女性运动员三联征患者不存在精神性进食紊乱，但是如果确诊为进食紊乱，将会严重威胁身体健康。神经性厌食症导致标准化死亡率升高了 6 倍，并且会影响心血管、肾脏、内分泌、胃肠道和骨骼健康。

四、筛查和诊断

与女性运动员合作的临床医生应该了解女性运动员三联征的相关症状和病理生理学内容。应该把握机会筛查参加高危运动的运动员，当运动员出现三联征的某个症状时，应该继续调查其他方面。2014 年女性运动员三联征联合共识提出的筛选问题见表 12.2。筛查可包括营养评估、经期卫生问卷、DXA 扫描和血液检查（表 12.3 和表 12.4），应彻底调查闭经的病因。

表 12.2　年度筛查问卷

你月经周期规律吗?

你几岁时月经初潮?

你最近一次月经是在什么时候?

在过去的 12 个月中你有多少次月经?

你现在是否服用任何雌激素?

你是否担心你的体重?

你是否正在尝试增重或减肥,或者有人建议你增重或减肥吗?

你是否在进行特殊饮食,或者避免食用某些类型的食物?

你有过进食紊乱吗?

你有过应力性骨折吗?

你有过骨密度低吗?

表 12.3　出现下列情况下建议进行 DXA 扫描

---

1. 三联征"高风险"危险因素

进食紊乱

BMI < 17.5 或 1 个月内体重下降 >10%

月经初潮 > 16 岁

12 个月内月经次数 < 6 次

2 次应力性反应 / 骨折史或具有一项应力性骨折高危因素

先前 Z 值 < 2.0

或

2. 三联征"中度风险"危险因素

目前存在进食紊乱 > 6 个月

BMI 为 17.5 ~ 18.5

月经初潮年龄为 15 ~ 16 岁

过去 12 个月中有 6 ~ 8 次月经

1 次应力性骨折史

先前 Z 值在 −2.0 ~ −1.0(在本次评估之前至少 1 年)

1 年后重复一次 DXA 扫描,帮助确定在正常运动员中由于体重增加和年龄增长引起的骨密度增加的趋势

表 12.4　具有女性运动员三联征指征的运动员的适当检查

全血细胞计数

尿素和电解质

促卵泡激素（FSH）、黄体生成素（LH）/ 雌二醇

催乳素

铁蛋白

维生素 D

甲状旁腺激素（PTH）

甲状腺功能测试

血清皮质醇

睾酮和性激素结合球蛋白（SHBG）

超声波检查卵巢

DXA 扫描

五、预防和治疗

对女运动员及其教练员的教育是预防女性运动员三联征的关键。教练在向运动员推荐减肥信息时应谨慎，并注意到规律月经对于骨骼健康和总体健康的重要性。运动员往往不知道或者有时不关心长期健康的问题，应定期向她们提供相关信息，并强调能量可用性低对当前运动表现的影响。当运动员参与强调消瘦的运动项目时（如耐力跑、芭蕾舞或体操），可能会看到体重减轻带来的对运动表现的短期改善，但持续的体重减轻和能量不足可能会使运动表现不佳，对训练的适应和能力的提高产生消极影响，并且会增加损伤风险，在一定程度上使得运动员不可避免地将大量时间花在运动项目之外的事情上。由于三联征的存在，反复的损伤会缩短许多有前途的运动员的运动生涯，较资深的女运动员应根据经验与年轻运动员探讨并进行教育。

女性运动员三联征的治疗涉及多学科的方法。经常接触女性运动员的运动医学科医生是协调医疗、营养、心理和专业教练意见的理想人选。运动员如果具有月经功能障碍可能需要妇科医生参与，如果具有进食紊乱的表现可能需要精神科医生参与。临床营养学家能够帮助确定和建议所需能量摄入，

是治疗团队的关键成员。

治疗的首要目的是增加能量摄入或减少能量消耗，或两者结合，从而恢复正常的月经周期和增加 BMD。每天能量摄入的最低值应为 2 000 kcal，但如果消耗增大，则需要摄入更多的能量。体重的增加通常会导致 BMD 增加，正常饮食中应包括充足的钙和维生素 D，但运动员应经常需要额外补充。研究表明运动员常规服用钙和维生素 D 补充剂能降低应力性骨折的风险。微量营养素的摄入也很重要，包括维生素 K、镁和锌。建议用控制化和标准化的方法定期（如每周）测量体重。

在三联征患者中，没有研究可以证明药物治疗能有效增加 BMD，包括雌激素替代疗法。应该强调的是雌激素替代疗法不能使会导致骨形成障碍的代谢和激素水平正常化，此外，运动员和临床医生不能判断开始口服避孕药（oral contraceptive pill，OCP）的运动员何时能恢复正常月经。若有骨折史且 BMD < 2.0，在无药物干预的情况下，BMD 会持续下降超过 1 年，则需考虑口服避孕药。经皮雌二醇（每次 100 μg，每周 2 次）联合周期性孕激素，对于无骨折史的年轻运动员可能有用，但是对于 BMD < 2.0 的运动员来说，还应防止骨质的进一步流失，需要进一步治疗。

功能性下丘脑闭经的患者，不建议使用双磷酸盐治疗 BMD。双磷酸盐会限制骨吸收的作用，可能会进一步延缓骨重塑，由于其半衰期长，可能会有导致年轻女性畸形的风险。

六、总结

女性运动员三联征是能量可用性、月经功能和骨骼健康之间互相关联的疾病。能量可用性低是病理生理学的关键特征，纠正能量平衡对治疗三联征具有重要意义。通过教育和早期筛查以进行预防，可以对运动员当前和长期健康及维持运动表现产生重大影响。

延伸阅读

1. American College of Sports Medicine, 401 West Michigan Street, Indianapolis, IN, USA 46202-3233 (www.ACSM.org).

2. De Souza, M.J., Nattiv, A., Joy, E. *et al.* (2014) 2014 female athlete triad coalition consensus statement on treatment and return to play of the female athlete triad:1st international conference held in San Francisco, California, May 2012 and 2nd international conference held in Indianapolis, Indiana, May 2013. *British Journal of Sports Medicine*, 48 (4), 289.

3. Faculty of Sport & Exercise Medicine (UK). www.fsem.org.uk.

4. Ihle, R. & Loucks, A.B. (2004) Dose-response relationships between energy availability and bone turnover in young exercising women. *Journal of Bone and Mineral Research: The Official Journal of the American Society for Bone and Mineral Research*, 19 (8), 1231–1240.

5. Lappe, J., Cullen, D., Haynatzki, G., Recker, R., Ahlf, R. & Thompson, K. (2008) Calcium and vitamin d supplementation decreases incidence of stress fractures in female navy recruits. *Journal of Bone and Mineral Research: The Official Journal of the American Society for Bone and Mineral Research*, 23 (5), 741–749.

6. Loucks, A.B., Verdun, M. & Heath, E.M. (1998) Low energy availability, not stress of exercise, alters LH pulsatility in exercising women. *Journal of Applied Physiology, Bethesda, Md:1985*, 84 (1), 37–46.

7. National Osteoporosis Society, PO Box 10, Radstock, Bath BA3 3YB England (www.nos.org.uk).

第13章 运动员心脏疾病

Aneil Malhotra[1]，Greg P. Whyte[2] 和 and Sanjay Sharma[3]

[1]Department of Cardiology, St. George's Hospital Medical School, London, UK

[2]Applied Sport & Exercise Science, Research institute for Sport and Exercise Science, Liverpool John Moores University, Liverpool, UK

[3]Cardiologist, Department of Cardiology, St. George's Hospital Medical School, London, UK

概述

本章描述了运动员心脏疾病（athlete's heart，AH）。读完本章内容，读者将会理解以下内容：

1. 运动员的心电图变化
2. 影响运动员心脏适应性的决定性因素
3. 运动员心脏性猝死的原因分析
4. 运动员的前期筛查
5. 运动员的急救护理

一、引言

每周参与至少 4 小时系统性体育运动与共同构成"运动员心脏"的心脏独特的电学、结构和功能的适应有关，上述生理变化对于满足反复运动所需的生成和维持大幅度增加的心排血量是必不可少的。尽管绝大多数的运动员表现出相对轻微的电学和结构改变，但一小部分可能会显示更深层次的改变，与一些遗传性心脏病在形态学上轻微表达的症状重叠。生理性心脏适应与遗传性心肌病的鉴别至关重要，因为错误的诊断可能会造成严重后果。

二、运动员心电图

窦性心动过缓、窦性心律失常和早期复极化改变（如 T 波高耸、J 点抬高和 ST 段弓背向上抬高）是 AH 常见的心电图表现（图 13.1）。Ⅰ 度心脏传导阻滞、莫氏 Ⅰ 型（Wenkbach）和 Ⅱ 度房室传导阻滞也可见于高达 5% 的运动员静息状态时，大多数运动员轻微活动时会恢复窦性心律，可以帮助鉴别生理性心脏适应和心脏传导阻滞疾病。运动员中常见左心室肥厚（left ventricular hypertrophy，LVH）的电压标准，尤其是年轻男性，若没有症状不需要进一步检查；若有早发心脏疾病家族史，或者伴有异常的心电图表现［如 ST 段压低、病理性 Q 波和左束支传导阻滞（left bundle branch block，LBBB）］，则高度提示病理性 LVH。

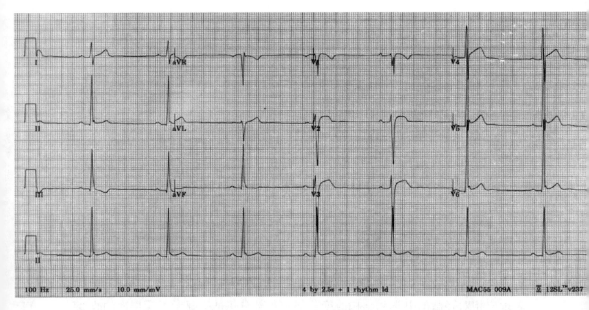

图 13.1　一名运动员的心电图。正常的运动员心电图显示静息时心动过缓，胸前导联可见早期复极化及 ST 段弓背型抬高，单独的 QRS 电压标准提示左心室肥厚

2010 年，欧洲心脏病学会（European Society of Cardiology，ESC）对年轻运动员心电图的解释提出了建议。心电图表现分为两种类型，常见的训练相关改变（组 1）和罕见的训练无关改变（组 2）。存在组 1 改变的运动员如无症状和相关家族史，则不需调查；但是如果存在组 2 改变，则应该进行额外的评估以排除潜在的心脏疾病，已公布的最新标准也可以用于解释运动员心电图。ESC 和修改后的标准在图 13.2 中有所总结。

三、黑人运动员的复极化改变（非洲裔 / 非洲加勒比裔）

值得注意的是 2010 年 ESC 的心电图建议是根据白人运动员人群得出的，没有考虑到非洲裔或非洲加勒比裔运动员（黑人运动员）明显的复极化改变。

虽然在成年白人运动员中，除Ⅲ、aVR 或 V1 之外的导联出现 T 波倒置视为异常，但是这种心电图表现在黑人运动员中很常见。事实上，将近 25% 的黑人运动员的心电图会出现 T 波倒置，最常见的表现为局限于 V1 ~ V4 导

常见的训练相关 ECG 变化（ESC 和修改后标准）

- 窦性心动过缓
- I 度房室传导阻滞
- 不完全性右束支传导阻滞
- 早期复极化
- LVH 单一的 QRS 电压标准

罕见的训练无关的 ECG 改变（ESC）

- T 波倒置
- ST 段压低
- 病理性 Q 波
- 左心房增大
- 轴左偏 / 左前束支阻滞
- 轴右偏 / 左后束支阻滞
- 心室预激
- 完全性左或右束支阻滞
- 校正 QT 间隔长或短
- Brugada 样早期复极化

关于心界改变的修改后标准（如果单独存在，则为正常，但如果存在两项以上则需要进一步调查）

- 左 / 右心房增大
- 左 / 右轴偏
- 右心室肥大
- 黑人运动员 V4 的 T 波倒置 *

关于训练无关的 ECG 改变的修改后标准，需进一步调查

- ST 段压低
- 病理性 Q 波
- 心室预激
- 白人运动员 V1 以外或黑人运动员 V4 以外的 T 波倒置
- 完全性左或右束支传导阻滞
- 男性 QTc ≥ 470 ms，女性 ≥ 480 ms
- Brugada 样早期复极化
- 心房或心室性心律失常
- PVC ≥ 每 10 秒 ECG 追踪

长校正 QT 间期 >440 ms（男性，> 460ms 女性）。短校正 QT 间期 <380 ms。

LVH：左心室肥厚 left ventricular hypertrophy。PVC：室性期间收缩，premature ventricular complexes。

* 前面有 ST 段弓背型抬高时。

图 13.2　根据 ESC 和修改后标准对运动员心电图的常见和不常见结果的分类

联的 T 波倒置，现在普遍认为这种改变是正常变异。下壁导联和侧壁导联的 T 波倒置出现概率分别为 6% 和 4%。经验表明，侧壁导联出现 T 波倒置预测潜在心肌病的准确性为 8%，还需要进行综合评估超声心动图、心脏 MRI 和运动负荷试验。

四、超声心动图改变

通常，年轻运动员左心室壁厚度会增加 10%～20%，跟年龄、体型相近的不运动的对照组相比，舒张末期左、右心室腔会增加 10%。50% 的运动员显示左右心室腔的大小超过了一般人群的正常上限。在没有症状或心功能受损的情况下，此类运动员不需要进一步的评估。左心室壁厚度超过一般人群的上限（12 mm）在白人运动员中是罕见的，但是可能存在于 13%～18% 的黑人男性运动员中（厚达 15 mm）。在上述情况下，生理性 LVH 与形态学的轻度肥厚性心肌病（hypertrophic cardiomyopathy，HCM）的鉴别尤其困难。

五、影响运动员的心脏适应性的决定因素

80% 的运动员存在心脏电学改变，而 50% 的运动员有心脏结构改变。电学和结构改变的程度取决于各种人口统计学因素和体育项目（图 13.3），一般来说，成年男性运动员心脏体积增大最多。非洲加勒比裔运动员表现出最明显的电学复极化改变（见前文），左室壁厚度增加程度最大。

体育项目的类型是影响心脏适应性的重要因素。单纯耐力训练（如长跑）与心脏前负荷增加相关，会导致腔室变得更大；单纯力量训练（如举重）与心脏的后负荷增大相关，并且对左心室壁厚度的影响最大。一般来说，大多数的运动训练方案包括两种形式的锻炼，因此与不运动的人群相比，大多数运动员的腔室体积和室壁厚度都有所增加。

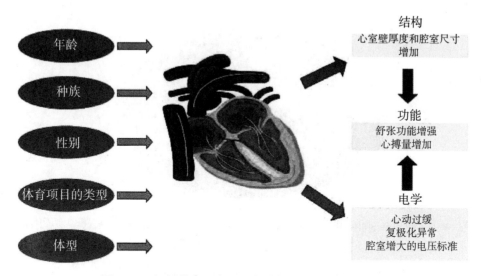

图 13.3 突出影响运动员心脏适应性的影响因素示意

六、体育运动中的心脏性猝死

体育运动中 80% 以上的非创伤性死亡是由心脏疾病引起的，体育运动中心脏性猝死（sudden cardiac death，SCD）的发病比例为 1∶50 000，90% 的死亡发生在运动期间或运动刚刚结束时，80% 的运动员在死亡之前是无症状的，大部分发生在男性和黑人运动员身上，40% 的年轻运动员死亡时年龄小于 18 岁。年轻运动员因体育活动而发生危及生命的室性心律失常的风险是同龄非运动员的近 3 倍，绝大多数年轻运动员心脏性猝死的原因是遗传性或先天性的心脏异常。在美国，最常见的死亡原因为 HCM；在意大利，心律失常性右室心肌病（arrhythmogenic right ventricular cardiomyopathy，ARVC）是最常见的死亡原因。最近的研究表明，在高达 25% 的病例中，心脏结构可能是正常的，由此提示心脏离子通道异常或者心脏先天性弯路为潜在致病原因。年轻运动员 SCD 的原因如图 13.4（彩图见文末）所示。

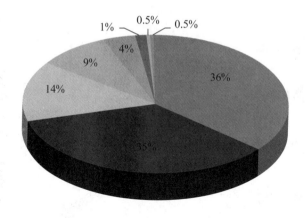

先天性和解剖性原因　　心肌病　　心律失常　　感染性原因
退行性原因　　不确定的原因　　获得性原因　　"正常心脏"

图 13.4　年轻运动员心脏性猝死的原因（%）

数据来源帕帕扎基斯等《年轻运动员心血管异常的前期筛查》

七、灰色地带：AH 或心肌病

运动科医生面临的一个常见难题是在左心室壁厚度为 12～16 mm 的情况下鉴别生理性左心室肥厚与形态学轻度 HCM。在大多数情况下，可以根据症状、家族史、12 导联心电图和超声心动图进行鉴别，少数的运动员可能需要额外进行心肺运动测试和心脏 MRI 检查。

一位男性运动员有不明原因的左心室壁厚度大于 12 mm，具有心脏病症状、HCM 家族史、异常的 LVH、左室腔小、舒张功能异常或者存在病理性 Q 波、ST 段压低或 LBBB，提示与 AH 相比，患 HCM 可能性大（图 13.5）。

心脏 MRI 可以提供更多信息，并且能更好地观察左心室心尖部和侧壁，例如使用钆剂的专业技术可能揭示心肌内的潜在纤维化以帮助诊出 HCM。也可以更清楚地观察右心室来帮助识别 ARVC 等疾病。

在不确定的情况下，停训一段时间再进行综合评价可以解决诊断困境，LVH 的诊断与 AH 一致，可是大多数运动员都不愿意停训，因为停训可能会导致体能下降及被运动队放弃。图 13.5 为一项临床算法，帮助鉴别运动员 HCM 导致的病理性 LVH 与运动适应导致的生理性 LVH 的"灰色地带"。

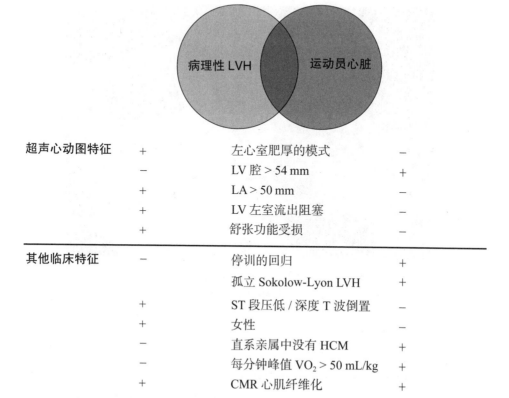

超声心动图特征	+	左心室肥厚的模式	−
	−	LV 腔 > 54 mm	+
	+	LA > 50 mm	
	+	LV 左室流出阻塞	−
	+	舒张功能受损	−
其他临床特征	−	停训的回归	+
		孤立 Sokolow-Lyon LVH	+
	+	ST 段压低 / 深度 T 波倒置	−
	+	女性	−
	−	直系亲属中没有 HCM	+
	−	每分钟峰值 VO$_2$ > 50 mL/kg	+
	+	CMR 心肌纤维化	+

CMR：心脏磁共振成像（cardiac magnetic resonance imaging）；LA：左心房（left atrium）；
LV：左心室（left ventricle）；LVH：左心室肥厚。

图 13.5 左心室壁厚度 12 ～ 16 mm 时，鉴别运动员心脏和形态学轻度 HCM 的实用诊断法

八、年轻运动员的前期筛查

　　ESC 和很多体育机构（包括草坪网球协会、英国体育协会和国际奥林匹克委员会）主张对所有年轻的竞赛运动员进行前期筛查，包括健康问卷、体格检查和 12 导联心电图（图 13.6）。上述做法通常只在很多发达国家最优秀的运动员中进行，并且已经表明筛查可以识别出具有潜在严重心脏疾病的运动员。事实上，来自强制执行前期筛查的意大利的数据表明，运动员死亡率从 3.6/100 000 降低到 0.4/100 000。但是心电图筛查也有弊端，包括根据当前心电图解释标准得出的结果假阳性率较高，假阴性率约为 15%，对于大多数国家的运动员而言，缺乏资源和基础设施来发展全新的大规模筛选方案。

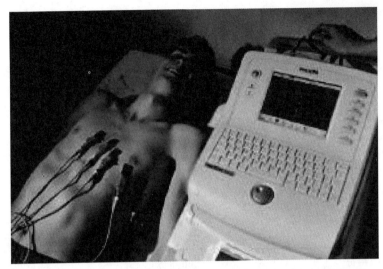

图 13.6　一名年轻运动员正在接受心电图前期筛查
（图片由年轻人心脏风险机构提供）

九、运动员的急救医疗

考虑到前期筛查可能无法识别所有具有 SCD 风险的运动员，谨慎的做法是在体育赛事中配备训练有素的人员，可以及时地识别心搏骤停，并且给予高级生命支持措施，上述措施可以使心搏骤停的存活率提高至少 3 倍。对心脏突发事件做出有效和可靠的反应，包括：应急人员须进行过心肺复苏培训；提供外部自动体外除颤器；用于协调的通信和转诊系统及确保可以获得适当的医疗器械和物资。

延伸阅读

1. Drezner, J.A., Ackerman, M.J., Anderson, J. *et al.* (2013) Electrocardiographic interpretation in athletes: the 'Seattle criteria'. *British Journal of Sports Medicine*, 47 (3), 122–124.

2. Papadakis, M., Whyte, G. & Sharma, S. (2008) Preparticipation screening for cardiovascular abnormalities in young competitive athletes. *British Medical Journal*, 337, a1596.

3. Papadakis, M., Carre, F., Kervio, G. *et al.* (2011) The prevalence, distribution, and clinical outcomes of electrocardiographic repolarization patterns in male athletes of African/Afro-Caribbean origin. *European Heart Journal*, 32 (18), 2304–23013.

4. Sheikh, N. & Sharma, S. (2011) Overview of sudden cardiac death in young athletes. *The Physician and Sports medicine*, 39 (4), 22–36.

5. Whyte, G. & George, K. (2012) Exercise and the heart. *Dialogues in Cardiovascular Medicine*, 17 (1), 7–30.

6. Zaidi, A., Ghani, S., Sharma, R. *et al.* (2013) Physiological right ventricular adaptation in elite athletes of African and Afro-Caribbean origin. *Circulation*, 127 (17), 1783–92.

第三篇

环境运动与运动医学

第14章 极端温度下的体育运动和运动医学

Michael J. Tipton

Human and Applied Physiology, Extreme Environments Laboratory, DSES,

University of Portsmouth, Portsmouth, UK

概述

    本章对环境温度的影响进行了综述。尽管影响范围广泛，从运动表现的细微影响到死亡，多是由于许多运动员的不重视和准备不充分所致。随着在高温环境中运动员不佳表现的出现，人们对于高温对运动表现和健康影响的理解有所提高，但是很少有人了解寒冷环境对运动表现的影响及最大限度地减少风险的方法，了解非冻结性冻伤的人就更少了。本章概述了人体对炎热和寒冷环境的反应和评估方法，以及最大限度地减少相关风险及其对运动表现的影响方法。

一、引言

公元前 5 世纪，赫罗迪科斯提出体育运动时应注意饮食后，营养对运动表现的影响一直是经久不衰的话题。相比之下，环境的影响是一个相对较新的考虑因素，但人们经常忽略环境应激对运动员的运动表现和安全产生的巨大影响。在过去的 20 年里，超过 100 位美国足球运动员死于过度的热应激。2012 年，英国 56% 的溺死（212 例）与犯罪或自杀无关，而是由体育活动造成的，使得溺水在很大程度上成为运动员死亡的主要原因。

2016 年 8 月，夏季奥运会在里约热内卢举行，届时最高温度平均为 27℃，10 天中有 1 天气温超过 32℃（或低于 24℃）。里约 8 月份的相对湿度为 54%～97%。即使是南半球冬季的气候条件也足以影响一些精英体育活动。本章描述了高温、寒冷和海拔对人体的影响。

二、温度

（一）热平衡

人体和环境之间进行热交换的形成有 4 种：对流（C）、传导（K）、辐射（R）和蒸发（E）。为了保持热平衡，身体所获得的热量必须等于失去的热量，这样就没有热量在体内储存下来（S），用热平衡方程式表示如下：

$$M - (W) = R \pm C \pm K - E$$

单位是 W/m^2，M 是代谢能量消耗率（代谢率），W 是可测量的外部功率。

人体代谢的化学反应中释放的能量，其总量构成了总代谢能量利用量或率（M）。肌肉活动（如运动或颤抖）是消耗能量最多的一种活动。最多只有 25% 的肌肉收缩过程中使用的化学能转化为机械功，其余的转化为热量，持续剧烈运动时，产生的热能达到每分钟 20 kcal。如果人体存储产生的所有热量，那么在静息状态下，4 小时即达到致命水平，而在中等强度运动下 25 分钟便可致命。

身体的体温调节系统是一个复杂的集合，包括冷暖感受器、传入和传出通路、中枢神经系统整合和控制中心及效应器，该系统的主要目的是保持体温在安全限度内。当空气温度为 25～28℃ 或水温为 35℃ 时，一个赤裸的人在休息时，可以通过循环改变传递到皮肤的热量来维持体温，此时皮肤血流量平均为每分钟 250 mL。当气温、水温下降或升高时，个体会通过寒战或出汗来保持体温。从基质或流体的角度看上述自主反应的代价是很高的，与外部措施（如衣物、房屋和取暖）相比，其保护体温的能力有限。

在空气中体温尽可能保持在 37℃ ±1℃，皮肤温度平均为 33℃。人类可以在核心温度降低约 10℃（这个数字可以相差很大）或升高约 6℃ 的条件下生存。

（二）高温

人类皮肤包含 200 万 ～400 万个汗腺，比其他任何哺乳动物单位面积的汗腺都多。当个体在温暖的环境中开始运动后的几秒钟内，汗腺被激活，约 30 分钟后达到最大输出量。汗液是一种低渗盐溶液（含 0.3%～0.6% 氯化钠），在炎热的环境中（高于体温）代谢产生的热量和 K、C、R 所产生的热量必须与 E 的损失保持一致。由此强调了炎热环境中汗液蒸发的重要性。

汗液的蒸发

在相对湿度（relative humidity，rh）为 100% 时，没有汗液可以被蒸发（空气温度等于皮肤温度，水蒸气饱和）。

蒸发率取决于以下因素：

· 潮湿的皮肤表面
· 皮肤表面（P_s）和空气中（P_a）水蒸气压力之间的差异
· 身体周围的空气运动（风或身体运动）；在静止空气中，皮肤周围的水蒸气压力会随着汗液的产生而升高，并且降低 P_s 和 P_a 之间的梯度事实上，当环境温度高于平均皮肤温度时，P_s 仍然可以大于 P_a，炎热环境中蒸发是唯一散热途径。

使身体降温的不是汗液的产生而是汗液的蒸发。因此，温带潮湿的环境（或衣物下的小气候环境）跟炎热干燥的环境一样可以构成巨大的威胁。美国足球运动员中热相关死亡发生在温度为 23.9℃ 和相对湿度为 95% 的环境中。根据空气的温度、湿度和热辐射负荷来对环境进行评估是很重要的，这可以应用湿球黑体温度（wet bulb-globe temperature，WBGT）指数来实现。

在空中运动时，人体深层体温升高到新的稳定水平是正常的，这是一种调节性的升高，与相对工作负荷（% VO_{2max}）相同的个体之间调节幅度相似，代表了代谢功能的优化调整。在运动期间的体温取决于运动的速率（VO_{2max} 高达 65%），但是在相对湿度较低的一定温度范围内（5~25℃）与环境条件无关（"规定范围"）。深层体温升高超出规定范围时，人体温度可能会或不会稳定在更高的水平，这取决于体温调节系统是否能"代偿"总热量负荷（图 14.1，彩图见文末）。

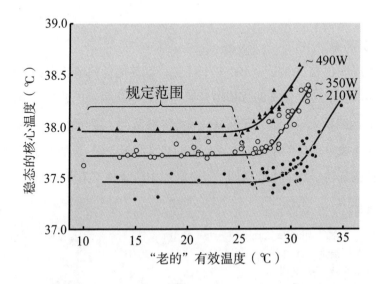

图 14.1　规定范围（Lind，"为日常工作设定热环境限度的生理学标准"）

来源：Lind，1963。经美国生理学会许可转载。

注：有效温度是指在不同温度和湿度的环境中，产生的热感觉与在其他温度和湿度的环境中产生的热感觉相同。

三、高温对运动的影响

在高温的地方运动会对心血管系统产生额外的压力。在高温环境中进行中度至重度强度运动时，更多的是通过再分配而非升高心排血量来散热，15%~25% 的心排血量被直接分散到皮肤帮助散热，内脏和肾脏血管收缩使大部分的皮肤血流量增加。心率不能抵消高温下的极限运动时每搏输出量的下降，因此最大心排血量下降，严重限制了未适应气候的人在这种条件下运动的能力。通常在高温气候中最大摄氧量（VO_{2max}）比在温和气候中的低。

亚极量运动表现也会受到温度的影响：气温在 15℃以上时，每升高 1℃，运动员的马拉松成绩约增加 1 分钟。肌肉血流量减少，加上肝血流量减少，导致更早地出现无氧代谢和血液乳酸蓄积。肌糖原（无氧代谢的底物）的利用增加时，运动员在高温环境中长时间进行中度强度运动后会更早出现疲劳；高温下进行运动时，个体中心驱动力也会逐渐减弱。高温不会降低肌肉的最大强度，但会降低肌肉的耐力，并使疲劳较早出现。

考虑到适度运动的热平衡水温约为 25℃，在温暖的开放水域游泳也存在体温过高的风险，特别是同时存在辐射热负荷时，部分原因在于通过汗液蒸发消耗热量的能力有限。近年来，有一例在温水中游泳导致热疾病从而死亡的病例。

健康个体能够在炎热的环境中运动更长的时间，并且可以比不健康的个体耐受更高温的环境，部分原因在于他们血容量更大且出汗散热能力更强。但是异常高的核心温度会削弱人体在高温中的运动表现。

26℃和 43℃时未适应气候的男性在 10% 坡度上行走 15 分钟的心血管反应	
	跟 26℃相比，43℃时的反应
中心血容量	低 16%
耗氧量	相同
心率	高 15%
a-VO$_2$ 差异	无显著差异
每搏输出量	相同

四、高温运动时的脱水

运动时体液流失方式主要是出汗，增加的量取决于几个因素，包括环境温度、适应度、气候环境适应水平、活动强度和持续时间。炎热气候下训练的运动员可能每天需要补充 4～12 L 的液体。若没有补充足够的液体，运动员在运动时流失的体液相当于自身体重的 3%～10%。

对比补充水分的反应，由于出汗和皮肤血流量减少，相当于体重 5% 的体液流失会增加直肠温度。脱水达体重的 1.9%～4.3% 时，耐力会降低 22%～48%，VO_{2max} 降低 10%～22%。在高温环境中，运动员在脱水情况下进行锻炼时，发生热疾病的风险增加。

热疾病

高温会导致循环血量减少，局部血流量改变，血液黏稠度增加，温度还会对呼吸中心和蛋白质产生直接影响。如果环境湿度较高或人体无法消除由于衣物负荷产生的热量时，在凉爽或温和的条件下也可能发生热疾病。影响体温调节及个体对热疾病的敏感性的一系列因素如下：

- 温度、湿度、运动、辐射热负荷。
- 体型（重量、体表面积、皮褶厚度）——中暑在超重的青年人中发生率超过在平均体重人群的 3.5 倍。
- 训练状态、训练的突然增加 [新兵进行低氧健身（1.5 英里[①] 跑步 >12 分钟）和高身体质量指数（BMI> 26 kg/m² ）导致患热疾病的风险高出 9 倍]。
- 适应程度。
- 水合状态。
- 热量产生（运动强度 / 持续时间 ）。
- 衣着（透气、合身、颜色）。
- 健康状况 [如发热——病毒疾病、感冒、流感（流行性感冒）；糖尿病、心血管病、肠胃炎、腹泻]。
- 遗传疾病（如囊性纤维化突变、恶性高热）。
- 皮肤病，包括超过体表面积 5% 的晒伤。
- 用药情况（如利尿剂、抗组胺药、兴奋剂）。
- 汗腺功能失调（如痱子）。

---

① 1.5 英里 ≈ 2.41 公里。

- 盐消耗。
- 年龄。
- 睡眠不足。
- 糖原或葡萄糖耗尽。
- 急性、慢性酒精与药物滥用。

由于其中一些因素可以引起剧烈反应（如感染），所以有些人在以前不受影响的环境中可能出现热疾病。

热疾病

热痉挛。由于机体体液量和电解质浓度不平衡及能量储存低引起，通常发生在运动的特定肌肉。核心温度保持在正常范围内，病因不明，可以通过适当的补液措施预防或通过拉伸和按摩治疗。

热衰竭。最常见的热疾病形式，定义为不能在炎热环境中继续运动。通常见于不适应气候环境的个体，由循环系统调节无效和血容量减少所致。特点是呼吸急促、通气过度、脉搏微弱且过速、低血压、头晕、头痛、皮肤发红、恶心、寒战、烦躁不安、昏睡和全身乏力。深层体温升高但不会过度升高，且无持续出汗及器官损伤。热衰竭的人应该停止运动，平躺，如有通气过度应控制呼吸并补水，否则可能进展为严重的热疾病。当身体水分流失超过体重的 7% 时，热衰竭是主要需要解决的问题。

中暑。由深层体温过高（> 40.5℃）引起的体温调节系统失效而导致的医疗紧急情况。特点为头晕、无汗、皮肤干热及循环不稳定。如果不立即进行降温治疗，循环衰竭和多器官损伤可导致死亡。需采取积极措施来降低患者体温，因为死亡率与体温过高的程度和持续时间有关。考虑使用"人工汗水"（包括喷洒温水、酒精溶液）和扇风来增强蒸发散热；进行体液置换（不要灌注过度或过量液体；可导致肺水肿）。对于没有外周循环的患者，请考虑使用冷水浸泡或冰袋降温。

对于任何出现精神状态改变的人，中暑应该是最可能的诊断。应每隔 5 分钟监测一次深层体温；深部直肠温度（15 cm）比口腔或耳道温度更可靠，因为这些可能受到通气过度和（或）运动冷却措施的影响。应给予热衰竭的患者即时医疗措施以迅速改善状况。任何身体状况无法迅速改善的患者应及时送至下一级医疗。

中暑的长期恢复是一个特殊的过程，情况严重的病例可能需要长达一年的时间才能恢复。

运动性横纹肌溶解。由于肌肉损伤导致细胞内容物（如肌红蛋白、钾、磷酸盐、肌酸激酶和尿酸）释放进入循环。脱水或服用非甾体抗炎药时更有可能发生。明显的体征包括肌肉疼痛、压痛和无力、尿液颜色深。给予补液治疗，将患者转诊至重症监护室，评估肾功能。

五、炎热环境中保持运动表现和避免热疾病的措施

（一）保持体液平衡

能够识别脱水的症状很重要，症状包括疲劳、头痛、易怒、尿色深和失眠。显然在高温中的脱水状态下开始运动是不利的。人体不可能"适应"低水摄入量，也不应该适应。在脱水的易感性方面，确实存在明显的个体差异。

在运动过程中，液体从胃中排出的最高速率为每小时 1.0 ~ 1.5 L；若汗液损失超出这个水平，即使是最有效的口服补液方式也不能防止脱水。大多数人在补充了所需液体量的一半左右时，口渴的感觉即消失。

补充液体的一般原则如下：

· 因为汗液与体液相比是低渗的，所以主要关注的是补充水分而不是矿物质。

· 水分的吸收主要发生在小肠上部且依赖于渗透梯度。在补液饮料中加入少量的葡萄糖和钠对胃排空几乎没有负面效应。由于葡萄糖和钠在肠道黏膜上的主动协同转运，葡萄糖的存在可加速液体的摄取。添加钠有助于保持血浆钠浓度，减少尿量，并保持对钠依赖性渗透压。

· 低糖饮料（2% ~ 4%，20 ~ 40 g/L）不会提供很多能量，但如果液体是低渗的且钠含量较高（40 ~ 60 mmol/L，1.0 ~ 1.5 g/L），则可以给予最快速的补液。液体内糖浓度较高时，可以达到最快速的能量供应（15% ~ 20%、150 ~ 200 g/L），但限制了水分吸收的速度。

· 当摄入液体的渗透压较高（血浆渗透压 = 280 mOsm/L）或卡路里含量较高时，胃排空速度减慢。含有葡萄糖而不是单糖的饮料可以将负面效应最小化。

· 胃容积影响胃排空，胃容积增大可以提高胃排空率。运动之前饮用400 ~ 600 mL 液体，可以促进液体进入肠道。运动时间隔 15 分钟饮用 150 ~ 250 mL 液体能保持胃容积和液体吸收在最高水平（即每小时 1.0 ~ 1.5 L）。

· 运动员倾向于选择口感好且凉爽的饮料。

· 高碳酸含量的饮料会延缓胃排空速度。

水中毒和低钠血症

运动员不应该相信喝水越多越好，不能尽可能地喝水。对耐力运动员的水中毒和低钠血症的担忧使得美国田径协会（理事机构）督促运动员根据个人需要进行补水。2002 年，波士顿马拉松赛后对 481 名参与者进行的一项研究表明，13% 受试者出现了低钠血症，1 名女性受试者死于低钠血症脑病，与 2000 年波士顿马拉松后报告相比，低钠血症发生率高出 0.31%。然而根据医学文献的描述，赛后至少造成了 7 人死亡和 250 人患病。

　　危险因素包括：耐力型赛事中，完成时间较慢的女性跑步运动员（跑步速度小于 5 mph）；体液消耗过多（在 5~6 小时运动中消耗 15 L）；钠损失补充不足。

　　低钠血症可导致细胞内肿胀，如果严重到一定程度，可产生中枢神经功能障碍、肺充血和肌肉无力的症状。低钠血症和脱水导致的热衰竭有许多相同的症状，需要用实验室检查来区分。脱水导致的热衰竭对于液体补充的反应很快，而低钠血症会因给予低渗液体的补充而加重。

　　国际马拉松医学顾问协会（International Marathon Medical Directors Association, IMMDA，2002）指出，对运动员的无限制补水建议是不正确且不安全的，应该按需饮水，但每小时不得超过 400~800 mL：在温和环境中，速度较慢、体重较轻的运动员应补充较少液体量，在较热环境中速度较快的运动员则应补充较多的液体。

（二）降温

　　全身预冷的好处似乎取决于环境和活动。正常环境下，尚未发现降温对模拟铁人三项和足球相关活动的益处。相比之下，通过预冷降低核心温度 0.7℃［如浸泡在凉爽的水中（23℃）］已被证明会增加在炎热和潮湿条件下后续运动的耐力，运动至力竭时间和初始体温成反相关。在温暖潮湿的条件下，只需冷却皮肤 5~6℃，就会减少热应变，提高骑行表现（30 分钟的骑行距离）。最新的方法是使用冰浆来降温，有利于保持水化，与炎热条件（34℃）下摄入冷水相比，这种方法更有利。

　　在炎热环境中进行反复运动时，将体温恢复到正常水平有助于保持运动表现、减少生理应激和延长锻炼时间。对于穿着轻便运动服及具有外周循环（即非中暑情况）的人而言，两个最快、最简单的降温方法是全身吹风和（或）将手浸泡在冷水中。通过上述方法所实现的热交换率与使用冰背心或空气灌注背心实现的相比更高。

　　训练和比赛后使用冰水浸泡帮助恢复变得越来越流行。提倡用这种冷冻疗法从运动中恢复的人们列举了主观反应，表示可以通过减少局部代谢和诱导血管收缩从而减轻炎症。然而，由于缺少合适的对照和测量肌肉温度的方法及降温相关的科学文献中出现各种各样的运动方案，导致人们对于冷冻疗法在方法学上的应用和可能受益的运动种类方面存在分歧。事实上，上述干预方法通常不会比传统的运动后方法更有益（如轻量运动"放松"）。在评估运动后浸泡在冰水中的措施时，经常忽略可能产生的危险后果，如非冻结性冷伤（non-freezing cold injury，NFCI）。

六、适应性

反复暴露在炎热的环境中，会使得身体内部和皮肤温度升高及大量出汗，从而帮助人体适当炎热的气候，可以提高在炎热环境中的运动能力和舒适度，也可以改善在温带环境中的能力和适应性。重要的是暴露于这种环境中运动（每天逐渐增加运动强度直至达到正常强度），因为在炎热环境中休息只能提供部分适应。适应性针对特定的气候和活动水平，适应了炎热干燥环境的人如果搬到炎热潮湿的环境，仍需要额外的时间适应气候。

适应过程需要在具有代表性的环境温度中每天至少暴露 2 小时，连续进行 10 ~ 14 天。连续暴露不应中断超过 3 天。运动相关的体温升高的调整意味着更健壮的人可以更快地适应（7 ~ 10 天）。但是，即使是健壮的人也需要在炎热的环境中进行适应性运动才能充分适应环境。

暴露可以是在室外或在适当的人工气候室内进行，穿着运动服（不透气/半透气）或者蒸桑拿都具有一定效果。热适应相关的有益改变包括：

• 醛固酮的敏感性和分泌量增加。增加了钠和氯在汗腺和肾小管的重吸收，从而导致汗液中盐含量降低（如汗液中的钠浓度从 50 mmol/L 减少到 25 mmol/L）和体内水保留增加。血浆容量的增加是适应炎热气候过程中产生的许多次要好处的原因。
• 心血管应激减少。
• 更有效地分配心排血量。
• 改善皮肤血流。
• 更早开始出汗和更高的出汗率。
• 在皮肤表面更有效地分布汗水。
• 对于某一特定运动的水平下，皮肤和深层体温降低。
• 体力劳动的能力提高。
• 舒适度增加。
• 对碳水化合物代谢的依赖减少。

因为对气候适应的人能产生更多的汗水，所以需要更多的液体来保持水化。一旦回到温和气候的环境中，炎热适应的主要益处会保留 1 周，之后有 75% 在 3 周内消失。

温暖空气环境的风险评估

应用最广泛的热应激指数为 WBGT 指数，其计算公式为：

$$WBGT = 0.1T_{db} + 0.7T_{wb} + 0.2T_g$$

T_{db} 为干球温度，T_{wb} 为湿球温度，T_g 为球体温度。权重强调湿度对热应激的重要性。

WBGT 仪容易购买，并且相对便宜。由温度计 / 热敏电阻（干球）构成：一个覆盖湿灯芯（湿球）的温度计 / 热敏电阻和一个包在黑色金属球上的温度计 / 热敏电阻组成，金属球可以从周围环境吸收辐射能量（球体温度）。

建议：降低轻便衣着的人在体育活动中热损伤的可能性。

WBGT

26.5 ~ 28.8	自行斟酌，特别是在未经训练的或未适应的情况时
29.5 ~ 30.5	避免剧烈活动
> 31.2	避免运动训练

对于穿着较重衣物的运动员而言，应该在更低的温度中进行训练。

对于连续运动，例如跑步和骑自行车，美国体育医学学院给出了 WBGT 建议。

< 18℃	低度风险
18 ~ 23℃	中度风险
23 ~ 28℃	高度风险。具有热疾病诱发因素的人不应比赛（见正文）。
> 28℃	非常高风险。应推迟比赛。

通过对运动至力竭时间的评估，进行长时间剧烈运动（自行车）的最佳温度是 11℃。在 21℃ 的环境中，锻炼时间会减少 13%，31℃ 时减少 45%。

七、心理干预

一项相对较新的干预方法使用了心理技能训练（psychological skills training，PST）来尝试改变冷热环境中的表现。最初的设计是在竞争激烈的环境中提高分离性运动技能，PST 现在已被证明能提高炎热环境中的跑步成绩和延长冷水中的屏气时间。PST 对于改变受意识控制的反应是最有效的（如运动速度的选择、运动的终止或屏气的中断）。

炎热环境中的衣着

要尽量减少热负荷，衣物要求如下：

· 轻便：尽量减少隔热，增加微环境（衣物下）和身体运动环境之间的空气交换（"风箱效应"）。

· 浅色：减少更多的辐射热量。

· 松快：便于风箱效应。

· 蒸汽渗透性：便于散发热量。

· 由容易吸收水分的材料（如亚麻或棉）制成：便于散发热量。

穿着防护衣物进行体育活动会给身体施加很大的热负荷并导致皮肤和深层体温明显升高。曾有病例因隔热衣物加上产生高水平的代谢热能导致中暑死亡。

八、寒冷

尽管空气温度可能降至低于水温，但是水的威胁程度更大，因为水具有较高的热导系数和比热，这有助于解释为什么在英国冷水浸泡是运动员参与运动项目时最大的杀手（2012 年有 221 人死于与体育相关的浸泡）。

大多数情况下，在空气中运动时产生的热量足以抵消掉在寒冷环境中的热量损失，特别是当仔细穿戴衣物时。因此，在空气中，深层身体低温的问题往往只出现在由于损伤或疲惫而热量产生减少时；相比之下，在冷水中运动往往会加速而不是防止低温的出现，因为运动产生的热量不能平衡在水中运动造成的热量损失和外周运动肌组织血流的增加。

寒冷对表现的影响

在空气中或水中，首先受到寒冷影响的组织是皮肤。身体周围血管收缩使皮肤降温加剧，从而减少热量损失。四肢（手和脚）是受影响最大的部位，由于四肢的表面积较大，质量较重，而且四肢皮肤的主要热量来源是血流——血流因血管收缩而被限制。这也解释了为什么通常受寒冷伤的是四肢。

冷水浸泡时快速地皮肤降温引起"冷休克"，即一系列的心肺反应，包括无法控制的过度通气、高血压和心脏负荷增加，这可能是心血管事件和溺水的前兆。在面部也被浸泡的情况下，交感神经和副交感神经对心脏的输入可以产生"自主冲突"（Autonomic Conflict）导致心律失常，是各种运动项目中（包括公开水域游泳）猝死的先兆。铁人三项中 79% 的死亡病例在游泳时出现了心律失常。事实上，约 60% 死于冷水浸泡的人，早在低体温出现之前就出现了心律失常，一般在开始浸泡的几分钟内。

冷休克反应 2~3 分钟后消退，下一个受降温影响的组织是浅表神经和肌肉。在水中短短的 15 分钟内就会导致身体失能，发生这一情况的时间取决于环境的具体性质（空气 / 水、温度、风速）。动作电位的传导速度减慢（局部温度每下降 10℃，速度减慢 15 m/s），且强度减小。肌肉温度在 27℃ 以下时，收缩力和施力速率下降，疲劳提前出现——肌肉温度每下降 1℃，最大输出功率会下降 3%。结果是运动的速度、灵巧度、强度和机械效率都随温度的降低而下降。

尽管一个人在冷水中浸泡时，深层体温下降的速度比在同一温度下的空气中快 4 倍，但对于成年人来说，即使浸泡在最冷的水温下，头部露出时也不会在 30 分钟内发生低体温症。当发生低体温症时，深层体温下降会加剧寒战，引起次极量运动中耗氧量的增加（如 25℃ 水中增加 9%；18℃ 水中增加 25.3%），越瘦的人增加的幅度越大。因此，在低于 26℃ 的水中进行次极量运动时能量消耗会增加，这可能导致碳水化合物和脂肪能源的迅速耗竭及更早出现疲劳（图 14.2）。

在寒冷环境中运动出现寒战时，心排血量高于在温和条件下运动时的水平。在寒冷环境中进行运动时，心脏每搏输出量通常较高且心率较低，这是外周血管收缩（和水压挤压的增加）导致中心血容量和心脏前负荷升高引起的。

在肌力测试或游泳期间，VO_{2max} 和运动表现最佳水平在冷水浸泡中时均有所降低。上述数据降低发生在温度高达 25℃ 的水中，与深层体温呈近

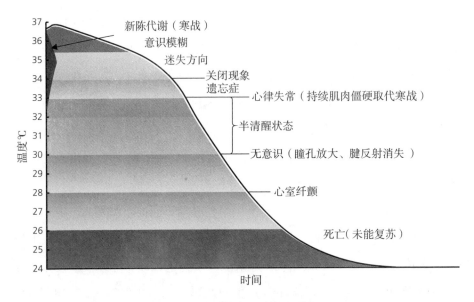

图 14.2　低体温的症状和体征

来源：Golden, 1973 in Golden and Tipton, 2002, Essentials of Sea Survival. Reproduced with permission of SAGE Publications L。在《人类动力学》上发表的《海洋生存要领》。

似线性相关，深层体温下降 0.5 ~ 2.0℃ 后可观察到数据 10% ~ 30% 的降低。与 VO_{2max} 的降低相关，运动负荷较低时乳酸出现在血液中，并且会比在热平衡条件下更迅速地蓄积。这表明在深度冷却期间向工作肌肉的氧气输送可能减少，降温时氧解离曲线的左移可能会加重这一状况。深层体温降低 0.5 ~ 1.5℃ 导致氧气供应能力下降 10% ~ 40% 以满足增加的活动需求。随着降温程度的增加，由于肌肉冷却及对负责无氧产能的无氧过程的直接破坏，无氧代谢也减少了。

　　脱水在寒冷环境中常见，这是由于口渴感觉迟钝、水并不容易获得（冻冰）而且在寒冷干燥的环境中呼吸损失的水分很多。此外，由于中心静脉压升高，暴露于寒冷地区可能导致尿频，寒冷环境中适度运动可以预防该状况。

　　暴露于寒冷环境时，疲惫、低血糖、脱水和低体温的组合会带来严重的威胁。

寒冷环境中的衣着

寒冷环境中的衣着应遵照以下几点：

- 防止衣物下面存在冷空气和冷水的流动（如有不透气或防水的密封）。
- 皮肤表面密封大量的干燥空气以隔热。
- 可以调整隔热层，以适应代谢热能数倍的增加或减少。
- 防风。
- 防止身体表面水分蒸发以保持舒适。
- 透气性好，可以防止衣服下的水分凝结积聚，由于水分的热容量高，会降低衣物隔热性能。

　　人们普遍认为在寒冷中运动时，多层较轻的衣物比一层大而笨重的衣服更好。前者可以更容易地根据代谢热量的产生来调整衣物隔热层。

九、寒冷环境中保持运动表现和避免冷伤的策略

（一）适应寒冷

　　据报道，最常见的适应寒冷的表现为寒战反应减少（习惯）、深层体温更快降低（"低体温适应"）及温度舒适度增加，常见于在冷水中休息的户外长距离游泳者。适应是指在特定的环境中深层体温的变化，在深层体温下降到低于先前水平时，代谢反应会习惯性地恢复到未进行适应时的状态。

　　最近的证据似乎证实了先前的工作，经常在冷水中游泳的人（儿童和成人）发展出了对寒冷的隔热适应，在冷水中游泳时，深层体温下降减少，代谢产热不变。

　　通过在冷水中浸泡5次，每次2分钟，可以将危险的初始反应降低50%以上，这种习惯性适应可能要持续数月。

低体温症

深层体温低于35℃时出现低体温症。低体温症的危险因素如下：

- 空气、水温度过低。
- 在空气、水中运动：更快的流体流动会增加热量损耗。
- 年龄：儿童的降温速度比成人快，因为他们皮下脂肪较少，体表面积与体重的比值较高。

- 身材：高瘦的人比矮胖的人降温更快。
- 身体形态：身体的脂肪和集中的肌肉是良好的隔热体。
- 性别：女性往往比男性皮下脂肪更多。
- 适应度：适应度高使得产热更多。
- 疲劳：疲劳导致热量产生减少。
- 营养状态：低血糖会减弱寒战并加剧降温。
- 中毒：药物或酒精对代谢的抑制作用。
- 缺乏适当的衣物。

低体温症的院外治疗
- 使伤者躺平，给予必要的急救，询问基础疾病。
- 防止进一步热量损失（毛毯、睡袋）——盖住头部，保持气道畅通。
- 远离地面。
- 如果可能，提供避风挡雨的遮蔽处。
- 给予充分时间进行缓慢地自发复温，复温过快会导身身体衰竭。
- 密切观察脉搏和呼吸。
- 尽快获得帮助，并将伤者送往医院。
- 如果呼吸不畅或停止，应给予标准的空气通气。
- 只有在出现以下情况时，才能开始胸外按压：
  ○ 触诊后至少 1 分钟以上无颈动脉搏动（低体温时脉搏变慢变弱）；
  ○ 观察到心脏骤停，或有理由相信之前 2 小时内出现了心脏骤停；
  ○ 具有合理的期望可以持续提供有效的心肺复苏（cardiopulmonary resuscitation，CPR），直到伤者获得更高级的生命支持。这可能意味着必须在 2 小时内到达合适的医院。
- 空气通气和胸外按压的频率应与正常体温的伤者相同。体温过低可能会导致胸壁僵硬。

（二）冷伤

冷伤可分为冻结性损伤（即冻伤，freezing variety，FCI）和非冻结性冷伤（non-freezing variety，NFCI）。

人体组织在 −0.55℃ 左右时发生冻结，根据冻结速率，可能形成冰冻细胞内晶体，（快速冷却）导致组织直接机械破碎。较常见的慢冷却和冻结主要导致细胞外水结晶，使血浆和组织间液渗透压升高，由此使胞内液体渗透流出胞外，胞内渗透压升高，并可能造成毛细血管壁损害。上述情况连同血浆体积的局部减少会导致局部水肿、血流减少，并会促进毛细血管淤积，这些改变会导致血栓和肢体坏疽。在气温高于 −7℃时冻伤的风险较低，不论风速如何，即使是在低风速时，当环境温度低于 −25℃时风险也会变高。

NFCI 用于描述由于长时间暴露于低温环境但不发生组织冻结的疾病。身体不动、固定姿势、脱水、适应性低、营养不足、鞋靴较紧、疲劳、紧张或焦虑、并发疾病或损伤时都会增加 NFCI 的可能性。

尽管许多运动员可能至少患有中度的 NFCI（特别是从事冬季户外和水上运动的运动员），但对 NFCI 明确的病理生理学知之甚少，损伤似乎是出现在局部血管壁的神经 − 内皮 − 肌肉的组成部分。关于原发性损伤来源于血管还是神经，或者病因是否主要是温度、缺血、缺血后再灌注或缺氧，目前尚无定论。最近的证据表明，急性冷水浸泡与非依赖性内皮功能丧失和血管平滑肌收缩障碍有关。寒冷诱导的 Rho−激酶途径的激活可能在低温诱导的血管损伤中起介导作用（如急性 NFCI）。

轻度至中度冷伤的慢性后遗症是"冷敏感"（冷刺激后持续的血管收缩）和多汗症（局部出汗增加），这两者都会加重局部冷却，从而增加未来发生冷伤的风险。非洲加勒比族裔群体和亚洲群体之间的 NFCI 易感性似乎有所不同。

（三）治疗

重要的是要明确主要损伤的本质是冻结性（FCI）的还是非冻结性（NFCI），这决定了首选的复温方法。在任何情况下都应寻求庇护场所，因为冷伤患者很可能发生低体温症，应该注意保暖。

1. 冻伤

对所有冻结性损伤的病例，应将冻伤部分浸泡在 38~42℃ 漩涡浴中进行彻底的复温，也应将局部抗菌药物稀释到水中。如果可能发生再冻结，则应该推迟复温（图 14.3）。

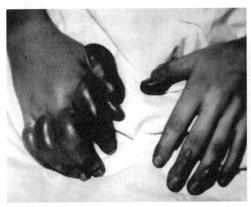

图 14.3 冻伤

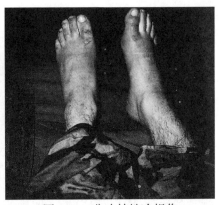

图 14.4 非冻结性冷损伤

图片由弗兰克·戈尔登医生和冷损伤诊所提
供，海军医学研究所，英国

FCI 的解冻过程可能会非常痛苦，必要时应给予常规麻醉镇痛药。FCI 的持续治疗为每天 2 次，每次 30 分钟，将受影响的部位浸入含有适当抗菌药物的 38～42℃的漩涡浴中。

2. 非冻结性冷伤

跟 FCI 患者不同，NFCI 患者受影响的肢体复温速度慢，只能在暖空气中复温，绝对不能浸在温水中。NFCI 患者复温后的早期阶段可能非常痛苦，即使没有任何明显组织损伤。阿米替林（夜间单次给药 10～75 mg）可以帮助治疗 NFCI 复温后的疼痛，一旦感到疼痛就应该给予阿米替林，副作用是可能会引起嗜睡和高血压（图 14.4）。

对于任何一种形式的损伤，一旦复温，就应该让受影响的肢体暴露于空气，并且尽早活动。应禁止吸烟。

（四）冷伤的危险评估

环境的冷却能力是空气温度、空气运动或人与空气的相对运动（如滑雪时）的结果，上述因素结合在风寒指数中，说明了温度和风对裸露皮肤的降温效果，并预测了冷伤的相关危险（图 14.5）。

表 14.5　风寒表：不同环境温度下风速增加对降温程度的影响

环境温度（℃）										
	4	−1	−7	−12	−18	−23	−29	−34	−40	−46
风速（mph[①]）	风寒（等效）温度（℃）									
5	2	−4	−12	−15	−21	−26	−32	−37	−43	−48
10	−1	−9	−15	−23	−29	−37	−34	−51	−57	−62
15	−4	−12	−21	−29	−34	−43	−51	−57	−65	−73
20	−7	−15	−23	−32	−37	−46	−54	−62	−71	−79
25	−9	−18	−26	−34	−43	−51	−59	−68	−76	−84
30	−12	−18	−29	−34	−46	−54	−62	−71	−79	−87
35	−12	−21	−29	−37	−46	−54	−62	−73	−82	−90
40	−12	−21	−29	−37	−48	−57	−65	−73	−82	−90
	危险程度较低			危险程度增加；皮肤可能在 1 分钟内冻结			非常危险；皮肤可能在 30 秒内冻结			

注：等效温度是在无风的情况下对裸露皮肤产生相同影响的环境温度（等效冷却能力）。

十、致谢

感谢乔·科比特医生和希瑟·伦特医生，以及朴次茅斯大学尊敬的同事们。

延伸阅读

1. Barwood, M.J., Davey, S., House, J.R. & Tipton, M.J. (2009) Post-exercise cooling techniques in hot, humid conditions. *European Journal of Applied Physiology*, 107, 385–396. doi:10.1007/s00421−009−1135−1.

2. Barwood, M., Datta, A., Thelwell, R. & Tipton, M. (2006) Breath-hold performance during cold water immersion: effects of psychological skills training. *Aviation Space Environmental Medicine*, 77 (11), 1136–1142.

3. Barwood, M., Thelwell, R. & Tipton, M. (2008) Psychological skills training improves exercise performance in the heat. *Medicine and Science in Exercise & Sport*, 40 (2), 398–396.

4. Bird, F., House, J., Lunt, H. & Tipton, M.J. (2012) *The Physiological and Subjective Responses to Repeated Cold Water Immersion in a Group of 10–12 Year Olds*. FINA Conference Istanbul,

---

① mph，mile per hour，英里每小时，简称迈，1 英里约为 1.61 千米。

Turkey.

5. Corbett, J., Barwood, M.J., Lunt, H.C., Milner, A. & Tipton, M.J. (2011) Water immersion as a recovery aid from intermittent shuttle running exercise. *European Journal of Sport Science*, 12 (6):509–14.

6. Dugas, J. (2011) Ice slurry ingestion increase running time in the heat. *Clinical Journal of Sport Medicine*, 21 (6), 541–542. doi:10.1097/01.jsm. 0000407930.13102.42.

7. Francis, TJR. & Oakley, EHN.Cold injury.Chapter 23, pages 353–370 *A Textbook of Vascular Medicine*, ed.JE Tooke & GDO Lowe. Arnold, London. 1996.

8. Golden FS, Hampton IF, Smith D. Lean long distance swimmers. *Journal of the Royal Naval Medical Service* 1980; Spring 66 (1), 26–30.

9. Golden, F.S. & Tipton, M.J. (2002) *Essentials of Sea Survival*. Human Kinetics, Champaign, IL, US.

10. Heled Y, Peled A, Yanovich R, Shargal E, Pilz-Burstein R, Epstein Y, Moran DS. Heat acclimation and performance in hypoxic conditions. *Aviation, Space, and Environmental Medicine* 2012; July, 83 (7), 649–653.

11. Lind, A.R. (1963) A physiological criterion for setting thermal environmental limits for everyday work. *Journal of Applied Physiology*, 18 (1), 51–56.

12. Lorenzo, S., Halliwill, J.R., Sawka, M.N. & Minson, C.T. (2010) Heat acclimation improves exercise performance. *Journal of Applied Physiology*, 109, 1140–1147.doi:10.1152/japplphysiol.00495.2010.

13. Lunt, H.C., Barwood, M.J., Corbett, J. & Tipton, M.J. (2010) "Cross-adaptation": habituation to short repeated cold-water immersions affects the response to acute hypoxia in humans. *Journal of Physiology*, 588 (18), 3605–3613.

14. Milledge, J.S. (1998) Altitude.In:Harries, M., Williams, C., Stanish, W.D. & Micheli, L.J. (eds), *Oxford Textbook of Sports Medicine*, 2nd edn. Oxford University Press, Oxford.

15. Muggeridge, D.J., Howe, C.C., Spendiff, O., Pedlar, C., James, P.E. & Easton, C. (2014) A Single Dose of Beetroot Juice Enhances Cycling Performance in Simulated Altitude. *Medicine and Science in Sports and Exercise*, 46 (1), 143–150.

16. Rowell, L.B. *et al.* (1966) Reductions in cardiac output, central blood volume, and stroke volume with thermal stress in normal men during exercise. *The Journal of Clinical Investigation*, 45, 1801–1816.

17. Siegel, R., Mate, J., Brearley, M.B., Watson, G., Nosaka, K. & Laursen, P.B. (2010) Ice slurry ingestion increases core temperature capacity and running time in the heat. *Medicine and Science in Sports and Exercise*, 42 (4), 717–725.

18. Stephens JP, Laight DW, Golden FStC, Tipton MJ.Damage to vascular endothelium and smooth muscle contribute to the development of non-freezing cold injury in the rat tail

vascular bed *in vitro*. Proceedings of the ICEE meeting Boston 2009.

19. Tipton, M.J. (2013) Sudden cardiac death during open water swimming. *Tipton MJ.Br J Sports Med*. 2014 Aug; 48 (15):1134–5.

20. Tipton, M., Wakabayashi, H., Barwood, M., Eglin, C., Mekjavic, I. & Taylor, N. (2013) Habituation of the metabolic and ventilatory responses to cold-water immersion in humans. *Journal of Thermal Biology*, 38 (1), 24–31.ISSN 0306−4565.IF 1.392.

21. White, G.E. & Wells, G.D. (2013) Cold-water immersion and other forms of cryotherapy: physiological changes potentially affecting recovery from high-intensity exercise. *Extreme Physiology & Medicine*, 2, 26. doi:10.1186/2046−7648−2−26.

22. Youngman E, Howe C, Moir H. The effects of alti-vit on exercise performance at altitude. *British Journal of Sports Medicine* 2013; Nov, 47 (17), e4. doi:10.1136/ bjsports−2013−093073.22.

第15章 潜水医学

Peter T. Wilmshurst

University Hospital of North Midlands, Stoke-on-Trent, UK

概述

本章描述了潜水医学。读完本章内容，读者将会理解以下方面：

1. 浸泡的影响
2. 压力的影响
3. 屏气潜水
4. 水肺潜水
5. 气压伤和减压疾病

一、引言

休闲潜水有两种，包括屏气潜水和水肺潜水（Self-Contained Underwater Breathing Apparatus，简称SCUBA）。屏气潜水经常使用面罩、脚蹼和呼吸管，属于短时潜水；水肺潜水使用自携式水下呼吸器（即水肺），大大地延长了潜水时间。水肺潜水的基本设备是按需阀，在环境压力下向潜水员的肺部输送气体，使其在水下高压环境中也可以呼吸（图15.1）。

屏气潜水员进行的竞技体育包括在游泳池中进行的水下曲棍球比赛，以及深度和耐力破纪录尝试，水下定向运动是水肺潜水员的一项竞技体育比赛。

潜水员面临浸泡及水下压力和恶劣环境的风险，包括创伤和有毒海洋动物。

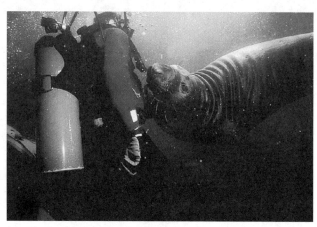

图15.1 下潜至水下30米20分钟，水肺潜水员面临着氮气麻醉和减压疾病的风险。
海象可以下潜到水下1千米，持续1小时，且没有这两种疾病的风险

二、浸泡的影响

（一）寒冷

所有的海洋温度均比体温低。水的热容量和热导率分别比空气高 3000 倍和 32 倍，所以除热带水域以外，潜水员在浸泡期间体温会迅速下降，除非他们的湿潜水衣或干潜水衣具有良好的隔热功能，即使有隔热性，随着浸泡时间的延长体温也会下降。

（二）静水压效应

水压对肢体的压力使浸泡增加了静脉回流。在温水中，胸腔内血容量至多增加 700 mL，右心房压力升高 18 mmHg，心排血量增加超过 30%，血压略有升高，这些影响可能因降温导致周围血管收缩而增强。在一些个体中，这些共同效应足以引起心脏代偿失调和浸泡性肺水肿（图 15.2）。中心血容量增加会导致尿钠增多和多尿，因此长时间浸泡会导致血浆容量大量减少，以至于当潜水员被从水中救起时，失去了静水压对静脉回流的支持，会出现低血容量性休克甚至死亡。为了尽量减少这种情况，将长时间浸泡伤者救上岸时，应保持其身体水平，而不是垂直。

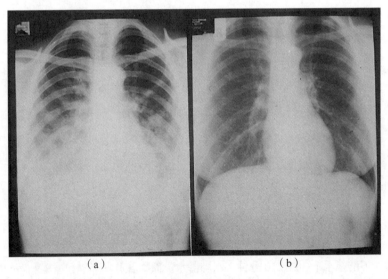

（a）   （b）

图 15.2 （a）胸部 X 线显示浸泡性肺水肿；（b）潜水员离开水中之后未经治疗迅速缓解

三、压力的影响

海平面绝对大气压力为 1 bar（1 标准大气压 = 101 kPa = 1.013 bar）。潜水员每下潜 10 米压力增加 1 bar，可压缩容器（如屏气潜水员的肺）中的气体体积随着压力的增加成比例地减小。

干燥空气的成分为 21% 氧气、78% 氮气和 1% 其他气体。在任何深度，氧分压是空气总压的 21%，而氮分压是空气总压的 78%。气体可溶解在接触的液体中、氮气可溶于脂肪，在海平面时，有数升氮气溶解在机体组织中，如果在水下 10 米处呼吸空气且时间足够长，氮分压会增加 1 倍，在达到平衡状态时，人体内的氮分子水平是在海平面时的 2 倍。

吸入的氧分压也会增加 1 倍，溶解于组织的氧气量也会增加 1 倍，但体内氧气含量不会增加 1 倍，因为机体内大部分氧气会与血红蛋白结合。吸入氧分压 P_iO_2 在 21 kPa 时，动脉血中的血红蛋白处于饱和状态，因此增加氧分压对血红蛋白的结合氧量影响不大。

四、屏气潜水

屏住呼吸时组织内氧含量减少，但二氧化碳的产生和由此导致的酸中毒会刺激呼吸中枢，阻断健康人的屏气行为。可以通过在屏气之前的过度换气来延长屏气时间，过度换气对机体内氧含量几乎没有影响，但是它排出体内二氧化碳，这使得屏气开始时脑脊液的 pH 值较高。过度换气不会影响氧气消耗速率或二氧化碳的产生速率，但较低的初始二氧化碳含量意味着早在脑脊液的 pH 值下降足够低之前，缺氧就会触发呼吸作用。

潜水之前的过度换气使潜水员屏气时间延长，但是很危险。潜水员开始时具有较低的二氧化碳含量和正常的氧分压，在下潜过程中（如到 30 米时），压力增加 4 倍，将肺部压缩到正常体积的 1/4。肺泡中的氧和氮的分压增加了 4 倍，导致动脉和组织的气体张力相应增加。在潜水期间，氧气被消耗，产生二氧化碳，而由于先前的过度换气，在动脉氧张力下降到一定程度从而刺激呼吸中枢时，潜水员才感到需要呼吸并上浮。在上浮期间，静水压降为原来的 1/4，肺泡气体、动脉血和组织内氧分压也降为之前的 1/4，大脑氧分压的快速下降可能不足以维持清醒意识，潜水员可能在上浮期间溺水。

所有屏气潜水员都有过度换气的危险，包括在游泳池里水下游泳的人。从 2 米深的池底部到达水面时，氧分压的下降足以引起昏迷。

五、水肺潜水

（一）空气

用于水肺潜水最廉价的气体是空气。在水深处，氮气分压较高，氮气不再是惰性的，且会影响细胞膜导致氮气麻醉。在水下 30 米出现轻微的智力功能损害，随着潜水员下潜，损害会进行性加重，在深度接近 100 米时出现昏迷。

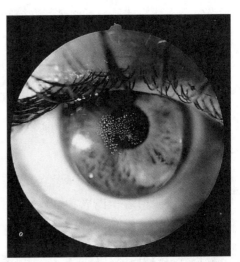

在深处溶解于组织中的氮气在上升或减压时会释放，因为氮气高度可溶，所以在此过程中可能会有大量气体释放（图 15.3）。如果减压（上升）速度太快，则会从过饱和的组织中释放出大量气泡。对于一些下潜深度深且时间长的潜水，减压

图 15.3　在减压过程中隐形眼镜下的泪液中可见气泡形成

暂停是为了以安全的速度释放气体，在继续上浮的过程中不会形成过多的气泡。潜水中少量的气泡释放是常见且无害的，但过多的气泡或气泡出现在错误的地方会导致减压疾病。

氮气也是相对稠密的气体，这使得在水下 30 米处呼吸的做功量是在水面的 2 倍。

（二）氧气

解决氮气问题的一种方法是使用再呼吸系统呼吸 100% 的氧气。潜水员

从风箱状的循环呼吸器中呼气和吸气，消耗的氧气从气缸中补充，并且用化学物质吸收产生的二氧化碳。呼吸纯净氧气的潜水员只需携带少量的气体，但是也存在问题：二氧化碳吸收剂效率低下可能会导致吸收二氧化碳中毒，从而导致吸收能力丧失和溺水。如果水进入二氧化碳吸收器，潜水员可能吸入碱性混合物导致严重的肺部损伤。当 P_iO_2 超过 160 kPa 时，急性氧气毒性会引起无预警的惊厥，水下惊厥通常是致命的。P_iO_2 越高，风险越大。当呼吸含有 21% 氧气的气体且在深度超过 66 米时有急性氧中毒的风险，但是当呼吸 100% 的氧气时，深度仅仅超过 6 米就有惊厥的风险。

（三）高氧

业余潜水员经常使用氧气百分比高于空气的氮氧（高氧）混合气体（如高氧 40，由 40% 氧气和 60% 氮气组成）。与空气相比，减少的氮含量增加了潜水持续时间，降低了上浮水面时发生减压疾病的风险；但问题在于如果潜水员下潜太深，则有因急性氧气中毒而出现惊厥的风险。业余潜水员越来越多的使用计算机化再生式循环呼吸系统，依据潜水的深度提供氮氧混合气的比例。

（四）混合气体潜水

深度超过 66 米，气体混合物的氧浓度应低于 21%，以避免出现急性氧中毒。一般规律是使气体混合物产生约 130 kPa 的 P_iO_2，但是不能通过添加氮气来降低氧浓度，因为这会增加氮麻醉和减压疾病的风险。通常氦气是深层潜水呼吸气体的组成成分，氦气分子很小，因此即使在很深的水域，呼吸的做功量也很低。氦气在脂质中相对不溶，尽可能减少了减压时的气泡释放。但是，氦气很昂贵并且具有较高的导热系数，会增加热量损失。因此，深水潜水中的一个严重损伤是低体温。业余深潜员使用氧气、氮气和氦气的混合物称为三元混合气，在不同的下潜和上浮阶段使用不同的气体比例。

六、气压伤

体腔内（中耳、鼻窦和肺部）所含的气体随着屏气潜水员下潜将被压缩，鼓膜向内推的疼痛可能会限制屏气潜水的下潜深度。如果继续下潜，鼓膜可能会向内侧破裂，圆窗或前庭窗可能会向外破裂或者出血进入中耳。

水肺潜水员在下潜时做一些动作来平衡压力以防止发生气压伤，但是如果咽鼓管或鼻窦口堵塞，则会破坏气压平衡。耳朵和鼻窦的气压伤是潜水员中常见的损伤，呼吸道感染会增加气压伤的风险。

如果在没有充分呼气或患有肺部疾病的情况下快速上浮可能会导致气体潴留，水肺潜水员也可能在上浮时出现肺气压伤。随着压力降低，气体膨胀，无法平衡的压力会导致肺部破裂，例如，在下潜 30 米后的上浮期间，如果肺大疱不能充分清空，随着环境压力的降低，肺大疱中气体的体积将增加 4 倍，并且肺大疱会爆裂导致局部肺损伤、气胸、肺气肿或气体栓塞。在潜水员中最常见的是气体栓塞，气体侵入肺静脉并进入体循环，通常气泡会通过颈动脉导致神经损伤。如果在上浮过程中出现气胸，根据波义耳定律，胸腔内的气体会随着压力的降低而扩张，导致张力性气胸。

七、减压疾病

经过多次无害的潜水，静脉泡就形成了。大部分的气泡在肺毛细血管中被过滤，不会进入全身循环。在卵泡孔未闭或其他右至左分流的个体中，有可能出现静脉气泡避开肺部过滤从而形成的反常气体栓塞，引起神经系统损伤。刺激性潜水后，可能会释放出许多气泡，使肺部过滤不堪重负。减压疾病的其他特征包括心肺症状、关节疼痛和皮肤受累（表 15.1，图 15.4，彩图见文末）。减压疾病的治疗方法是在气压室中使用高压氧治疗（图 15.5）。

表 15.1　减压疾病的病因

	从右至左分流导致的反常气体栓塞	肺部疾病引起肺气压伤	刺激性潜水（错过减压暂停或快速上浮）
神经系统检查	一半以上病例	约 1/4 病例	接近 1/4 病例
心肺	约一半病例	约 1/4 病例	约 1/4 病例
皮肤	约 3/4 病例	0	约 1/4 病例
关节	少见	0	几乎全部病例

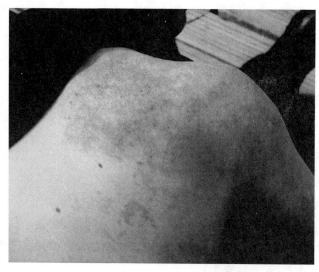

图 15.4　皮肤型屈肢症（皮肤减压疾病）。通常发生于躯干，呈斑点或斑纹状的红色、蓝色和紫色外观。大多数病因是反常的气体栓塞穿过分流的结果，但有些病因是潜水环境不安全

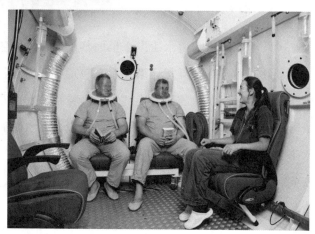

图 15.5　气压室中治疗患者演示
来源：DDRC Healthcare

八、业余水肺潜水

若潜水员不遵守公认的安全注意事项、设备失灵或所患疾病会使潜水员处于危险之中，则会在潜水时发生死亡或严重疾病。俱乐部和商业学校应通过理论教学和泳池教育来训练潜水员，逐步在更具挑战性和更深的开放水域进行潜水。

在人们获准开始和定期潜水之前，必须完成一份医学调查问卷，以确保他们没有可能导致在水中丧失能力的疾病或会导致潜水相关疾病的基础疾病。

问卷的回答会帮助决定潜水员是否需要由经过认可的潜水医学裁判员进行检查。

影响运动能力或易患肺气压伤的肺部疾病是潜水的禁忌。通常患有轻度哮喘的人可以潜水，但吸烟者不能。

如果患有可能导致水中丧失能力的疾病（如癫痫和严重的心脏病）或易患与潜水有关的疾病，建议此类人群不要潜水。高血压患者在潜水时易诱发肺水肿，心内分流易患减压疾病。起搏器内含有气体，水下压力增加会压缩气体，导致起搏器在深处水域失效。有些药物对潜水员有意想不到的影响，因为高压条件可能会改变它们的作用。有些方案允许一些残疾人进行水肺潜水。

九、总结

屏气潜水和水肺潜水使潜水员面临浸泡风险，包括低体温导致的风险和浸泡导致的循环系统异常后果，后者包括中心血容量的增加，可导致浸泡性肺水肿，屏气潜水前的过度换气可能会导致上浮时意识丧失。在深处水域时氧分压升高会引起急性氧中毒，导致惊厥。潜水时氮气分压升高可能会导致水下氮气麻醉和上浮时的减压疾病。理论上来说，安全潜水后也会发生减压疾病，尤其是从右向左分流可以使静脉气泡绕过肺过滤。患有肺部疾病的潜水员在快速上浮或正常上浮期间可导致肺气压伤。

总结

· 屏气潜水和水肺潜水使潜水员面临浸泡的风险，包括低体温的风险。

· 浸泡会增加中心血容量，可引起肺水肿。

· 屏气潜水前的过度换气可能会导致上浮时意识丧失。

· 在深处水域时氧气高分压会引起惊厥。

· 潜水时氮气分压升高可能导致氮麻醉和上浮时的减压疾病。

· 在理论上来说，安全的潜水后也会发生减压疾病，尤其是从右向左分流可以使静脉气泡绕过肺过滤。

· 患有肺部疾病的潜水员快速上浮或正常上浮期间可导致肺气压伤。

延伸阅读

1. Sport diving.The British Sub-Aqua Club Diving Manual. British Sub-Aqua Club, Telford's Quay, Ellesmere Port, Cheshire L65 4FY.

2. Edmonds, C., Lowry, C., Pennefather, J. & Walker, R. (2002) *Diving and Sub-aquatic Medicine*, 4th edn. Hodder Headline Group, London.

潜水员的医疗标准

英国体育潜水医学委员会网站：www.uksdmc.co.uk

英国胸科协会对潜水呼吸方面的指导方针。*Thorax* 2003, 58, 3–13.

英国业余水肺潜水理事机构

不列颠潜水俱乐部：www.bsac.com

苏格兰潜水俱乐部：www.scotsac.com

第 16 章　高海拔运动医学

Sundeep Dhillon

Centre for Aviation Space & Extreme Environment Medicine, University College London,
London, UK

概述

本章介绍了高海拔运动的生理和医学挑战。

读完本章，读者将能够了解以下内容：

1. 描述高海拔运动和气候适应的生理效应
2. 概述最重要的高海拔疾病的识别、治疗和预防：
   · 急性高山疾病（Acute Mountain Sickness，AMS）
   · 高海拔脑水肿（High-Altitude Cerebral Oedema，HACE）
   · 高海拔肺水肿（High-Altitude Pulmonary Oedema，HAPE）
3. 了解运动员在高海拔比赛中面临的挑战
4. 探讨高海拔训练来提高运动员在海平面上的运动成绩

药物剂量仅作为指导，应予以检查。药品只能在适当的情况下和有权威的医疗机构的监督下使用。

一、引言

除在中亚和南美洲的高海拔区域生活的人之外（数代人以来，已适应了大气氧气的减少），适应在海平面生活的人可能会不太适应高海拔区域。最重要的问题是低压缺氧（由于气压降低，导致氧气水平低），但其他因素使高海拔环境在生理上具有挑战性（专栏16.1）。然而，超过1.4亿人生活在2500米以上的高海拔地区，且每年有相近人数的低海拔人口到访高海拔地区。

专栏 16.1　海拔升高相关的问题

· 大气压力降低——在珠峰大本营（5300米）可供使用的氧气只有在海平面上的一半。在顶峰（8848米），氧气下降为1/3，在冬季和纬度更高的地区氧气更少。

· 寒冷——海拔每升高150米气温下降约1℃，刮过裸露在外的皮肤上的风会增加因风寒效应而冻伤的风险。

· 湿度降低——需增加液体摄入量，特别是高海拔会抑制口渴的感觉。

· 臭氧——刺激黏膜，可引起支气管收缩和气短。

· 紫外线辐射增加——海拔每升高1000米，紫外线辐射增加10%～12%，因此4000米海拔处的辐射量是海平面处的2倍，增加了晒伤、雪盲症和皮肤癌的风险。

二、什么是高海拔？

没有公认的高海拔定义，但是应考虑身体的生理效应（专栏16.2）。个体差异相当大，一些人突然处于1500～2000米时会产生不适感，当快速上升超过2500米（商用飞机加压的大致高度），大部分人会出现或多或少的不适。

大多数高海拔疾病发生在 2500 ~ 3500 米的地区，许多人迅速上升到这些高度主要是出于娱乐的目的。

三、适应性

突然处于珠穆朗玛峰山顶（8848 米）的人在几分钟内就会失去知觉，很快便会死亡，但是有一小部分人在不用补充氧气的条件下设法登上了珠峰，唯一的可能是由于一系列的生理适应部分补偿了氧气的减少。心率和呼吸频率增加会伴随运动能力降低（最大心率下降和低血红蛋白氧饱和度）。血红蛋白（Hb）随着一系列其他生物化学变化而增加，目的是改善氧气输送和利用。与脂肪相比，肌肉损失更多。在高海拔，尽管线粒体代偿性调整，微循环仍会愈发缓慢，即使给予100% 氧气，运动表现也不能恢复到在海平面时的状态。

专栏 16.2　不同高海拔类型的生理效应

描述	海拔（米）	生理效应
低海拔	<1500	对健康个体没有影响
中等海拔	1500 ~ 2500	动脉血氧饱和度（SaO_2）保持高于 90%——有高海拔疾病的可能
高海拔	2500 ~ 3500	海拔快速上升 2500 米以上常见高海拔疾病
特高海拔	3500 ~ 5800	（SaO_2）降至 90% 以下，尤其是用力或锻炼时，即使逐渐上升也常见高海拔疾病
极端海拔	>5800	人类永久居住的极限海拔，随着停留时间的增加生理效应会逐渐恶化，最终产生高度适应性，休息时有明显的困难

来源：Pouard and Murdoch, *The High Altitude Medicine Handbook*。

人类的适应是经过数代人将有利的特征选择和保留下来，而适应性在降到低海拔平面后，会在 2 ~ 3 周内迅速降低。适应的速度有个体差异，大多数人于 1 ~ 20 天内出现改变。尽管以前的经验可以提供合理的指导，但是没有能够预测高海拔表现的海平面测试，年龄、性别和体质与出现高海拔疾病都没有关系。

四、高海拔疾病

太快上升到高海拔地区可能导致很多疾病，甚至危及生命，避免这些疾病最好的方法是缓慢上升，留有足够时间以适应环境。有些人即使保持极度缓慢的上升方式也易受到高海拔的影响。高海拔疾病的预防意识、早期发现和及时治疗对于团队医生、支持人员和运动员都至关重要。

五、急性高山病（Acute mountain sickness，AMS）

病例研究

你是一名慈善远征队的医生，要攀登坦桑尼亚的乞力马扎罗山（5895 米）——非洲最高的山。前一天从公园大门（1640 米）上升到 Machame 营地（3000 米），你小组的几名成员缓慢地登上了 Shira 营地（3840 米），耗时 9 小时（大部分小组成员在 4~6 小时完成）。抵达时因为他们未感觉到饥饿，加之疲惫不堪便直接睡觉了。其中两人在凌晨 2 点叫醒你，他们感到从未有过的严重头痛，而且服用对乙酰氨基酚无效。

乞力马扎罗山是世界上最高的独立山脉，也是攀登的热门目的地。攀登乞力马扎罗山的速度会远远超过任何指南的建议速度，并且会出现相当多未报告的与海拔相关的疾病。费用与在山上的天数成正比，所以最快的路线是最便宜也是最受欢迎的路线，每年尝试攀登乞力马扎罗山的约 40 000 人中有 45% 选择 Machame 路线：从 1640 米的公园大门攀登到山顶可能用 4~5 天，上升的高度为 4255 米（专栏 16.3），登顶的成功率为 45%~60%。2007 年 Caudwell 极限珠峰考察队的 198 名徒步者中，190 名（96%）在 11 天内到达了珠峰大本营，上升海拔为 4000 米（专栏 16.4）。

攀登的速度可能是预防高海拔疾病最重要的可变因素。在尼泊尔，5 天内到达海拔 4000 米的徒步者中 50% 患有 AMS，相比之下，直接飞到海拔 3860 米的人中 84% 患有 AMS。在海拔超过 3000 米处，建议每天攀登不超过 300~500 米，每 3~4 天休息 1 天。对于团队中一些成员来说可能非常缓慢，但是这为大多数人提供了适应环境的机会。像大多数指南一样，这一策略并不能保证每个人都得到保护，而且攀登方式应该迁就小组中最慢的成员。

AMS 的症状为头痛、恶心、呕吐、嗜睡、疲倦、食欲不振和睡眠不佳，均为非特异性症状，其他的症状包括脱水、低体温、低血糖、疲惫，病毒感染也很常见，可能同时发生。AMS 发生后必须从山上撤离，特别是海拔高度在近期增加时。AMS 的发病机制尚不清楚，但可能与微血管通透性的增加有关，并因脑静脉压力的升高而加剧。细胞毒性炎性介质破坏了血脑屏障。

专栏 16.3　乞力马扎罗山 Machame 路线的不佳攀登方式

海拔（米）	位置	增加的高度（米）
1640	公园大门	
3000	Machame	1360
3840	Shira	840
3900	Barranco	60
4600	Barafu	700
5895	Uhuru——顶峰	1295
	总计增加的高度	4255
	注：每天上升速率	851 米/天
	休息天数	0 天

专栏 16.4　到达珠峰大本营推荐的攀登方式

海拔（米）	位置	增加的高度（米）
1300	Kathmandu	
2835	Lukla/Monjo	1535
3440	Namche Bazaar	605
3440	Namche Bazaar	0
3440	Namche Bazaar	0
3700	Debouche	260
4270	Pheriche	570
4270	Pheriche	0
4270	Pheriche	0
4840	Lobuje	570
5220	Gorak Shep	380
5380	珠峰大本营	160
	总计增加的高度	4080
	注：每天上升速率	371 米/天
	休息天数	4 天

治疗包括在症状缓解后再攀登，服用简单的镇痛药治疗头痛（对乙酰氨基酚或布洛芬）以及乙酰唑胺（每次 250 mg，每日 2 次），严重的 AMS（或如果经上述治疗症状不能改善）应每 6 小时给予地塞米松 4 mg，可同时吸氧。

乙酰唑胺 125 mg，每日 2 次是有效的预防措施，能降低易感个体的 AMS 发生率，或者在不可避免的大幅度升高海拔的时候使用，在到达高海拔之前几天给药效果最好。

病例研究结论

乞力马扎罗山的者患 AMS，并给予对乙酰氨基酚和乙酰唑胺联合治疗。在同一海拔高度休息了 2 天之后，各小组可以继续前进，并成功地抵达了顶峰。

在许多高山地区（如喜马拉雅山和东非地区），搬运工并不是当地高海拔地区的原住民，他们跟西方低海拔地区一样容易患高海拔疾病——在许多情况下他们搬运补给品的工作相当辛苦。任何负责任的医生都应确保远征队有精良的装备，为医疗和撤离费用投保，告知他们海拔高度的危险，并让他们可以免费就诊，且不影响他们的收入。

六、高海拔脑水肿（High-altitude cerebral oedema，HACE）

病例研究

在 2007 年 5 月 21 日，从珠峰山顶下来的登山者在约 8500 米发现了一名无意识的尼泊尔登山者。她被带到了 South Col（7950 米），来自 Caudwell 极限珠峰考察队的医生对她的冻伤和脑水肿进行了治疗，并协调将她撤离到加德满都。第 2 年她完全康复，并成功地登顶珠峰。

HACE 是一种危及生命的高海拔疾病，幸运的是该病是罕见的，在上升到 4500 米以上的人中，有 1%～2% 受其影响。该病出现之前通常有 AMS，但是也可能毫无预警地发病，主要特征是共济失调（最佳检测方法为闭眼脚跟—脚趾行走）。HACE 往往伴随奇怪和不适当的行为（也见于可能并存的低体温）及生存本能的丧失（如脱去手套）。可见几乎所有的神经系统的体征和症状（包括脑卒中）但最常见的是意识不清、定向障碍、幻觉和排尿困难。如果不予治疗，可能会迅速导致意识丧失、昏迷和死亡。HACE 与 AMS 处于相同疾病谱，HACE 病情较重（AMS 是轻度 HACE）。

主要治疗方法是立即转移到低海拔地区，立即给予地塞米松 8 mg，之后每 6 小时给药 4 mg。如果有条件应给予吸氧。便携式高压舱对上升到特高、极端的团队可能是有益的，应予以考虑。其他高海拔疾病通常伴随 HACE，可以考虑使用乙酰唑胺和硝苯地平。

七、高海拔肺水肿（High-altitude pulmonary oedema，HAPE）

病例研究

在从阿根廷的阿空加瓜峰顶（6962 米）下降的过程中，一名年轻的女登山者感到越来越疲劳并气喘吁吁。回到 2 号营地后（5700 米）她开始咳血痰，并主诉胸部疼痛。静息时检查发现她的呼吸频率为 44 次 / 分钟，心率 142 次 / 分钟且动脉血氧饱和度为 65%，诊断为 HAPE，慢速给予硝苯地平，由朋友携带她的装备，她顺利下降到大本营（4200 米）。第 2 天早上，她被直升机撤离到当地的医院。经过 2 天的治疗，她"全部好转"并出院回家。

快速上升至高于 4500 米的海拔区域，HAPE 的发病率为 10%，但是如选择明智的上升方式，发病率则为 1% ~ 2%。我们认为在高海拔上许多人存在亚临床 HAPE，造成 SaO_2 的降低。HAPE 通常发生在上升到高海拔的第 2 天晚上，且病毒性上呼吸道感染后更常见。HAPE 之前可能出现 AMS，表现为呼吸急促，最初出现在运动时（与活动不成比例），之后疾病进展为休息时也出现呼吸困难。通常在夜间平躺后加重，并可能伴有泡沫样咳痰和痰中带血（粉红色或红色），2/3 的病例出现胸部疼痛和头痛。在高海拔地区，空气干燥会导致常见的干咳——如果没有其他症状，可能与 HAPE 无关。即使是休息时，也常见心率和呼吸频率加快。卵圆孔未闭使 HAPE 的风险增加了 4 倍。具有潜在呼吸道感染的个体风险较高，刚抵达高海拔时精力充沛的人也同样风险较高，应建议减少活动。

该病的病理生理学表现为肺动脉压力的大幅升高和肺毛细血管的应力性破坏。心电图结果范围从心动过速到峰值 P 波（肺性 P 波）、轴右偏、T 波反转及偶见 ST 段抬高。已经进展为 HAPE 的患者即使在最初的疾病恢复之后仍然容易再次发作（可能会伴随终身）。

治疗方法是立即下降至低海拔区，并且慢速给予硝苯地平 60 mg，2～3 次 / 天。如果有条件，可以给予吸氧和使用便携式高压舱。如果怀疑胸部感染，应考虑抗生素治疗。

患有 HAPE 的人仍然容易再次出现 HAPE 发作（通常在与最初发作的海拔高度相同处）。继续攀登是不明智的，但如果不可避免，可以预防性地应用硝苯地平，有证据表明吸入沙美特罗（125 μg，每天 2 次）也可能有效，采取针对 HAPE 的预防措施固然有效，但仍需放慢攀登。

下降到低海拔地区是对任何形式的高海拔疾病最有效且最明确的治疗方法。

专栏 16.5 中总结了常见的高海拔相关疾病的医学处理方法。许多其他问题可能与高海拔有关（专栏 16.6）。

专栏 16.5　高海拔相关疾病治疗方法的总结

用药	指征	成人剂量	给药途径
乙酰唑胺	AMS 和 HACE 的预防	每 12 小时 125 mg	口服
	AMS 的治疗	每 12 小时 250 mg	口服
地塞米松	AMS 和 HACE 的预防	每 6 小时 2 mg，或每 12 小时 4 mg	口服
	AMS 的治疗	每 6 小时 4 mg	口服 静脉注射 肌内注射
	HACE 的治疗	初始剂量 8 mg，随后每 6 小时给药 4 mg	口服 静脉注射 肌内注射
硝苯地平	HAPE 的预防和治疗	每日 1 次，快速给药 60 mg（每日 2 次，慢速给药 30 mg 或每 8 小时慢速给药 20 mg）	口服

来源：改编自 Luks *et al.* (2010) "Wilderness Medical Society Consensus Guidelines for the Prevention and Treatment of Acute Altitude Illness"。经 Elsevier 授权转载。

专栏 16.6　高海拔地区的其他问题

· 胃肠不适——可能由污染的水或积雪（被新鲜的雪所掩盖）、小组内卫生习惯不良或冰川融化水中的沉积物导致。

· 睡眠——高海拔处呼吸驱动主要依赖于二氧化碳的产生而不是缺氧。睡觉时呼吸中枢被抑制，常见周期性交替的换气不足和换气过度。不规则的浅呼吸和呼吸暂停（最长可达 30 秒）导致类似于阻塞性睡眠呼吸暂停的间歇性缺氧睡眠模式，夜间服用乙酰唑胺 125 mg 可用于治疗周期性呼吸。

· 咳嗽——随着高海拔地区停留时间的延长，咳嗽几乎是普遍症状。我们对其机制了解甚少（包括缺氧和干冷空气中的过度换气）且难以治疗，可能严重到扰乱睡眠，甚至导致肋骨骨折。

· 中枢神经系统症状——健康人在高海拔处可出现诸多神经系统疾病，从偏头痛和局灶性神经麻痹到脑卒中。

· 视网膜出血——见于珠峰大本营（5300 米）中高达 50% 的徒步者和海拔 7600 米以上的 90% 的登山者中。血管旁出现火焰状出血点，无症状，除非有黄斑受累，通常在下降至海平面数周内自行缓解。如果由于出血导致视力下降，通常无痛，但急需撤离到低海拔地区进行相应处理。

· 角膜增厚——可能引起接受过屈光手术（放射角膜切开术和激光视力矫正手术）患者的视力模糊或丧失。光性屈光性角膜切削术似乎受高海拔的影响最小。

· 血栓栓塞性疾病——海拔升高可能会增加血液黏度，并增加血栓栓塞事件的风险，特别是具有凝血功能障碍这种潜在危险因素的人。

八、高海拔地区的运动员

高海拔地区空气密度降低，有利于短跑活动，但较低的氧气水平会降低 VO_{2max}（海拔每增加 1000 米降低 7.7%）导致耐力项目运动员的速度变慢。1968 年墨西哥运动会在墨西哥举行（2250 米），200 米、400 米和跳远的记录被刷新。该海拔地区的 VO_{2max} 为海平面的 84%，因此 800 米赛跑的成绩增加了 2.6%，10 000 米赛跑成绩增加了 14.9%。海拔超过 1500 米似乎有一个阈值，超过 1500 米海拔每升高 300 米，马拉松时间增加 1.5% ~ 3.5%。随着海拔高度增加，50% 的耐力运动员比在海平面上的最好成绩有所下降。

高海拔的气候适应主要依靠增加红细胞使输送到组织的氧气增加，但这可能被血浆黏度升高和微循环紊乱所抵消。

　　总而言之，训练的最大强度会降低，并且可能会出现停训，这一矛盾意味着打算在高海拔地区进行比赛的运动员应该有足够的时间来适应气候，但是应保持平衡，不能采取在海平面上的训练方法。最佳的适应时间约为21天。

　　利用天然低压缺氧和常压缺氧（缺氧室和缺氧帐篷）设计高海拔适应的各种训练方案，但是，两者结果不同且缺氧的精确程度和持续时间尚未确定。关于这个问题更详细的讨论请读者参考《低氧诱导环境中人类表现的 BASES 专家声明》。

　　运动员和团队医生应咨询世界反兴奋剂机构（World Anti-Doping Agency，WADA）。乙酰唑胺和地塞米松均被列为提高运动表现的药物，并且在 WADA 违禁药物清单上：禁止运动员"人为提高氧气的摄取、运输或传送"。

　　运动员应通过仔细制定气候适应计划尽量减少高海拔疾病，在可能的情况下，尽量准备紧急治疗的药物。虽然竞技攀登是受管制的运动，但休闲徒步和登山却不受限制。

延伸阅读

1. Johnson, C., Anderson, S.R., Dallimore, J. *et al.* (2014) *Oxford Handbook of Expedition and Wilderness Medicine*, 2nd edn. Oxford University Press, Oxford. *A fantastic pocket sized 'Oxford Handbook' covering the spectrum of medicine in austere environments - also available as an iPhone/iPad app.*

2. Luks, A.M., McIntosh, S.E., Grissom, C.K. *et al.* (2010) Wilderness medical society consensus guidelines for the prevention and treatment of acute altitude illness. *Wilderness & Environmental Medicine*, 21, 146–155.

3. Medex. *Travel at High Altitude*. 2nd ed. Medex, 2008.Available from www.medex.org.uk. *Easy to read and suitable for both medical personnel and trekkers/athletes.Free downloads available in a variety of languages & an iPad version.Recommended for anyone contemplating any activity at high altitude.*

4. Pedlar C, Whyte G, Kreindler K, Hardman S and Levine, B. The BASES expert statement on human performance in hypoxia inducing environments: natural and simulated altitude.Concise review of altitude training strategies available from http://www.bases.org.uk/BASES-Expert-Statements.Accessed 19 June 2015.

5. Pollard, A.J. & Murdoch, D.R. (2003) *The High Altitude Medicine Handbook*, 3rd edn.

Radcliffe Medical Press, Abingdon. *Hard to obtain, but an excellent resource designed for both medical and lay readers.*

6. UIAA - International Climbing and Mountaineering Federation Medical Commission Advice & Recommendations. Available from http://www.theuiaa.org/medical_advice.ht mL. *Fantastic free evidence based advice in a variety of languages.* Accessed 19 June 2015.

7. Wagner, D.R. (2012) Medical and sporting ethics of high altitude mountaineering: the use of drugs and supplemental oxygen. *Wilderness & Environmental Medicine*, 23, 205–206.

8. West, J.B., Schoene, R.B., Luks, A.M. & Milledge, J.S. (2012) *High Altitude Medicine and Physiology*, 5th edn.CRC Press, Boca Raton. *The definitive textbook - a tremendous resource for the dedicated high altitude physician or researcher, but probably too in-depth for most.*

9. World Anti-doping Agency. Available from http://www.wada-ama.org/en/. *Sports medicine physicians should be familiar with both the Code and the latest Prohibited List.* Accessed 19 June 2015.

第四篇

特殊人群

第17章 治疗性身体活动和锻炼

John Buckley

Institute of Medicine, University Centre Shrewsbury and University of Chester, Chester, UK

概述

　　本章描述了身体活动在医学中的作用。读完本章内容，读者将会理解以下内容：

1. 增强身体活动的基础
2. 改变久坐行为
3. 降低风险和身体活动
4. 运动处方
5. 运动强度和健康结果

一、引言

公元前 4 世纪，希波克拉底提出了以日常活动和锻炼作为改善健康手段的概念，前者发生在日常生活中（交通出行、职业活动和家庭生活），后者在闲暇时间进行（体育、运动、娱乐活动）。20 世纪 50 年代和 60 年代，莫里斯和帕芬伯格的研究首次科学地证明了身体活动和健康、疾病和职业水平之间的联系。目前有新的研究显示增加活动对疾病有预防作用。久坐（与个体的运动水平无关）目前是心脏代谢疾病、某些癌症和心理健康的重要风险因素。

皇家内科医生学会会员威廉·赫伯登医生（他定义了心绞痛）报告了运动作为二级预防的一个重要的历史事例：1772 年当观察一名每天锯木头 30 分钟的患者时，他注意到了心绞痛的治疗方法是锻炼。2000 年以来，我们才对锻炼改善动脉、内皮功能的完整性的生物学机制有了更多的了解。

而重要的是，在所有上述与健康或疾病相关的身体活动的历史案例中，活动的方式是职业性的而非闲暇时间的锻炼或运动，这表明日常生活中固有的活动是健康的重要组成部分且有重要的影响，即使当人们定期参加运动训练也不应忽视。在全球范围内，加强身体活动已成为世界卫生组织（WHO）九大健康目标之一。2012 年伦敦奥运会之前，WHO 在《柳叶刀》特刊强调了全球 40% 的心血管疾病、糖尿病和某些癌症患者普遍缺乏身体活动，让人担忧的是在包括英国在内的西欧国家中这一患病率上升到了 70%。因此，现代生活方式和社会环境下，少坐和多锻炼格外重要。

二、增加身体活动的"挂挡"行为

身体活动的基础（ABC）包括以下内容：

A. 避免久坐

B. 增加日常生活中的活动

C. 专注于运动训练、参与体育运动和积极的休闲活动

提出 A 和 B 是因为在过去的 50 年里，人们在工作中、家中、闲暇时间里和交通出行中每天的能量消耗减少了约 200 kcal。与坐着相比，站立时每分钟多消耗 0.5 ~ 1.0 cal，仅仅每天多站立 2 小时相当于每年消耗热量 25 000 kcal。专注的运动训练能使身体更健康，对常见慢性病也起到最有效的一级与二级预防的作用，从而改善临床预后。但对于大多数人（大于70%）来说，行动起来非常困难。

图 17.1 显示了从久坐状态到更活跃的剧烈运动的一览表，包含了英国公众清醒时间中在每个级别上所用时间的百分比。英国人清醒时间的60% ~ 70% 在坐着，标记为"倒退"挡（R），简单的站立和走动或简单的走路作为轻度活动（一挡和二挡），这是大部分发达世界的人的身体活动方式，但是只有 20% ~ 30% 的清醒时间用于这类活动。中等强度活动（三挡）生理

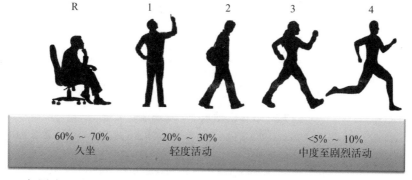

图 17.1　每周清醒时间用于活动的比例。从坐着的时间到活跃的身体活动的时间

摘自 Townsend *et al.*

注：R、1、2、3 和 4 值表示类似于汽车的"挡位"，其中 R =＂倒退＂，1 和 2 = 日常生活中的轻度活动，3 和 4 是在日常生活中或部分闲暇时间、锻炼和体育运动时中度至剧烈的活动

上要求至少达到 40% ~ 50% 的最大摄氧量（VO_{2max}），是达到改善心肺健康所需的最低水平。每周进行 3 次或 3 次以上剧烈的高强度训练（四挡）是对健康改善最有益的。但是中度至剧烈的活动在人们每周清醒的时间中占不到 10%（每天 5 ~ 20 分钟）。

图 17.2 表明长期久坐的人仅仅靠多站立和多走路，其相对风险就可很大程度地降低。图 17.1 中的模型可以从倒挡进入第一和第二挡位，应该鼓励和支持那些自称"每天大部分时间都在站着"的人更多地参与中度至剧烈的活动（第三和第四挡）。经常有人希望通过采取中度至剧烈的活动而变得更加积极活跃，但往往不能保持这样的改变，而且行为也会停止，类似于汽车从倒挡直接进入第三或第四挡，发动机将熄火。对于那些成功保持每周 150 分钟有规律的中度至剧烈活动的人，必须避免在每天剩下的时间久坐，因为目前已经证明这样做会抵消大部分运动带来的降低风险的好处。

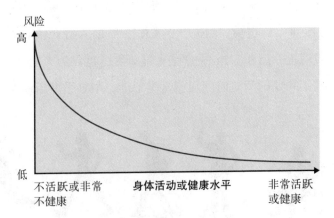

图 17.2　身体活动水平与疾病风险关系

注：这条曲线通常适用于冠心病和 2 型糖尿病：身体活动或健康水平越高，疾病风险越低。随着证据量的增加，其他疾病的曲线将会更加明显

来源：Department of Health, Chief Medical Officers 2011. Crown Copyright

三、运动训练

到目前为止，人们一直关注的是久坐行为的弊病和让更多人多进行轻度活动

的潜在益处。但是，对于有条件并且想要形成规律的中高强度运动习惯的人，应该以最佳的方法指导他们。在过去 30 年中，大部分的指导是持续有氧运动，每周 3～5 天，为最大摄氧量（VO_{2max}）的 40%～75%，持续 20～60 分钟。在这样的指导下，更精确和个性化地设定强度的方法是在通气、无氧或乳酸阈值下设定目标功率或目标心率。表 17.1 总结了使用心率和自觉用力评分设置运动强度的更实际的方法。此外，国家身体活动指南现在涵盖了每周进行 2 天或 2 天以上的力量训练，负荷为 1 次最大反复次数（1-repetition maximum，1RM）的 50%～70%，10～15 次一组，进行 1～3 组，应用到 8～10 组肌肉群。

表 17.1 表示有氧运动相对强度的实用方法

$\%VO_{2max}$[a] $\%HR$ 储备[b,c]	$\%HR_{max}$[c,d]	自觉用力描述[d]	博格 RPE（6～20 评级）[d]	博格 RPE（CR10 评级）[e]
28	50	非常轻	9	1
42	60	轻	11	2
56	70	有点用力	12～13	3.0～3.5
70	80	有点用力	13～14	3.5～4.5
83	90	用力	15～16	5.5～6.5
100	100	最大	19	10

注：a. 最大摄氧量的百分比一般可以用相同的心率储备百分比（percentage of heart rate reserve，%HR 储备）来表示。在不活动或刚开始活动的参与者中，乳酸或通气阈值通常出现在 40%～55% VO_{2max}；定期和中度训练的人为 56%～75%，而受过良好训练的人 >75% VO_{2max}。

b. Karvonen 方法用于确定心率储备，计算中需要静息心率和最大心率，其目的是适应静息心率的差异，特别是老年人或临床患者。

c. 理想情况下，最大心率应由极量运动试验确定，但可以通过以下方法估算：
   ① 健康人中可以用 Tanaka 等方程式：208-0.7× 年龄；
   ② 老年人或临床患者中可以用 Inbar 等方程式：206-0.7× 年龄；
   ③ 对于使用 β 受体阻滞剂或伊伐布雷定的患者，每分钟减去 20～30 次；
   ④ 在 β 受体阻滞的心力衰竭的患者中使用 Keteyian 方程式：119+0.5（静息心率）- 0.5（年龄），如果在踏车测力计上运动，则每分钟再减去 5 次。

d. 博格 6～20 评级自觉用力评分表（rating of perceived exertion，RPE）的描述和数值。

e. 博格类别比率评级（category ratio，CR10），对于有特定症状的人比较敏感，如呼吸困难、血管疾病引起的疼痛、肌肉疼痛。

来源：Data from BACPR manual and ACPICR Standards

连续和间歇训练

越来越多的证据表明较低量的高强度间歇训练（high-intensity interval training，HIIT）对健康和身体素质的益处更大，然而，20 世纪 30 年代以来，这一方法已经应用于运动训练中，在一些涉及心血管疾病患者的研究中也显示出了益处、安全性和有效性。尽管这些关于 HIIT 的研究在有效性和安全性方面很有说服力，使很多人参与进来，但是还有一些实际的身体、心理和社会方面的挑战需要考虑，其中包括：

• 参与研究的受试者没有其他限制性合并症，这通常存在于老年人和临床患者中。

• 所有人在试验期间都接受了专门的筛选、最大限度的测试和密切的监督。

• 试验是短期的，而人们愿意长期继续并享受这种形式的训练吗？

• 锻炼和身体活动是社会活动，对此人们可能由于喜欢跟人相处而不太关心去缩短训练时间。

• 长期的健康结果尚未报告。

在健康人群和临床患者中，大多数试验关注锻炼对某一方面的益处，但实际上许多人的生活会被多个风险因素影响，HIIT 锻炼对于一组风险因素的综合利益的可用证据可能需要进一步评估。长期坚持运动与情绪、享受感和自信心密切相关，运动的参与者必须同样地平衡考虑这些因素与科学的生理参数。

四、总结

经常锻炼使人健康，这一观念可能来自家庭生活、职业、时间、信仰和个人情况。从历史上讲，工作和社会环境一直是影响久坐行为的关键因素。需要更努力地帮助并号召人们在日常生活中从单纯的减少久坐变为更加活跃的参与活动，同时找到可接受的方式定期参与中高强度的活动。

延伸阅读

1. ACPICR. *Standards for Physical Activity and Exercise in the Cardiac Population* London:

Association of Chartered Physiotherapists in Cardiac Rehabilitation, 2015 www.acpicr.com.

2. BACPR (2014) *A Practical Approach to Exercise and Physical Activity in the Prevention and Management of Cardiovascular Disease*. British Association for Cardiovascular Prevention and Rehabilitation, London.

3. Biddle, S.J. & Mutrie, N. (2008) *Psychology of Physical Activity*, 2nd edn.Routledge, London and New York.

4. Buckley, J.P., Mellor, D.D., Morris, M. & Joseph, F. (2014) Standing-based office work shows encouraging signs of attenuating post-prandial glycaemic excursion. *Occupational and Environmental Medicine*, 71, 109–111.

5. Church, T.S., Thomas, D.M., Tudor-Locke, C. *et al.* (2011) Trends over 5 decades in U.S. occupation-related physical activity and their associations with obesity. *PLoS One*, 6, e19657.

6. Dempsey, P.C., Owen, N., Biddle, S.J. & Dunstan, D.W. (2014) Managing sedentary behavior to reduce the risk of diabetes and cardiovascular disease. *Current Diabetes Reports*, 14, 522.

7. Department of Health, Chief Medical Officers. Start Active Stay Active; a report on physical activity from the four home countries' Chief Medical Officers. 2011.

8. Maher, C., Olds, T., Mire, E. & Katzmarzyk, P.T. (2014) Reconsidering the sedentary behaviour paradigm. *PLoS One*, 9, e86403.

9. Mann, T., Lamberts, R.P. & Lambert, M.I. (2013) Methods of prescribing relative exercise intensity: physiological and practical considerations. *Sports Medicine*, 43, 613–625.

10. W.H.O. Prevention and control of noncommunicable diseases: formal meeting of Member States to conclude the work on the comprehensive global monitoring framework, including indicators, and a set of voluntary global targets for the prevention and control of noncommunicable diseases; Report by the Director-General of the World Health Organisation. 2012, p. 3–9.

第18章 体育、锻炼与伤残

Nick Webborn

Centre for Sport and Exercise Science and Medicine (SESAME), University of Brighton,

Eastbourne, East Sussex, UK

概述

本章描述了体育、锻炼和伤残的内容。读完本章内容，读者将会理解以下内容：

1. 参与和残疾人运动
2. 资格和分类
3. 残疾人体育运动的选择
4. 损伤风险
5. 反兴奋剂注意事项

一、引言

首席医疗官报告了有关安全进行身体活动的概述和建议，并承认仍然需要解决与性别、种族、残疾和权利相关的问题。有越来越多的证据表明，进行较多身体活动的残疾人往往比久坐的对照组拜访医生的次数和并发症更少，且住院时间更短，因此促进身体活动对健康至关重要。训练的原则也适用于残疾人，例如，逐渐增加活动的持续时间、强度和频率，但是可能需要根据伤残和潜在的复杂因素多考虑运动的方式。参与运动和体育的社会和心理的益处并不是健全人专有的，残疾人也可以通过积极的生活方式提高自尊心，以便更容易融入社会。此外，精英残疾人体育运动的经验和教训可以让人们更加清楚适合残疾人的活动方式，还能对参与运动相关损伤的新数据提供有关的注意事项。

二、增加参与和资源

尽管残疾人参与体育活动仍然存在障碍，但是我们已经取得了重要的进展。英国残奥协会创建了一个网站（www.parasport.org.uk），以便为有特定伤残类型的人员找到适合的运动或通过邮编搜索找到当地俱乐部。在 2012 年残奥会之后，试图找到当地俱乐部的残疾人数增加了 4 倍，在网站上使用自我评估工具为他们特定伤残类型寻找适合的体育项目的人数增加了 7 倍以上。此外，残奥会期间有 800 个新俱乐部将他们的信息上传到残疾体育网站（专栏 18.1）。

> **专栏 18.1　体育参与 / 兴趣的改变**
>
> · 2013 年 3 月地方政府协会调查显示，5% 的地方政府发现进行休闲运动、健身的残疾人数大幅增加，28% 的地方发现有小幅增加。
> · 在残奥会后，10 名残疾人中有 8 人正在考虑参与体育运动［C4 和英国残疾人运动联合会（English Federation of Disability Sport，EFDS）］。
> · 70% 的残疾人认为伦敦 2012 年残奥会对他们来说非常鼓舞人心（C4 和英国残疾人运动联合会）。

但是，体育活动并不是必需的，不一定是所有人进行身体活动的首选方式。彼得·哈里森残疾人体育中心开发了一系列教育工具（专栏 18.2；www.lboro.ac.uk/research/phc/），这些为残疾人群提供了特定指南，帮助人们了解如何过上健康、积极的生活方式。已为残疾人医疗障碍群体开发了教育工具（表 18.1），并提供了与残疾相关的具体建议。

> **专栏 18.2　教育工具的内容**
>
> · 健康的生活——运动和健康的信息
> · 如何克服运动障碍
> · 身体活动和具体运动的指南及注意事项
> · 营养

表 18.1　根据伤残分组、国际联合会和日期划分的夏季残奥体育项目

体育项目	伤残分类	理事机构	残奥会状态
射箭	AMP, LA, CP, SCRD	FITA（国际射箭联合会）	（1960 年至今）
田径	AMP, LA, CP, ID, VI, SCRD	IPC（国际残疾人奥林匹克委员会）	（1960 年至今）
硬地滚球	CP	CP-ISRA（脑瘫国际运动与娱乐协会）	（1984 年至今）
皮划艇	AMP, LA, CP, SCRD	ICF（国际皮划艇联合会）	2016 年开始
自行车	AMP, LA, CP, VI, SCRD	UCI（国际自行车联盟）	（1988 年至今）
马术	AMP, LA, CP, VI, SCRD	FEI（国际马术联合会）	（1996 年至今）
5 人制足球	VI	IBSA（国际盲人体育协会）	（2004 年至今）
7 人制足球	CP	CP-ISRA	（1984 年至今）
盲人门球	VI	IBSA	（1980 年至今）
柔道	VI	IBSA	（1988 年至今）

体育项目	伤残分类	理事机构	残奥会状态
力量举重	AMP, LA, CP, SCRD	IPC	（1964 年至今）
赛艇	AMP, LA, CP, VI, SCRD	FISA（国际赛艇联合会）	（2008 年至今）
帆船	AMP, LA, CP, VI, SCRD	IFDS（国际残疾人帆船协会）	（2000 年至今）
射击	AMP, LA, CP, VI, SCRD	IPC	（1976 年至今）
游泳	AMP, LA, CP, ID, VI, SCRD	IPC	（1960 年至今）
乒乓球	AMP, LA, CP, SCRD	ITTF（国际乒乓球联合会）	（1960 年至今）
铁人三项	AMP, LA, CP, VI, SCRD	ITU（国际铁人三项联盟）	2016 年开始
排球	AMP, LA	WOVD（国际残疾人排球协会）	（1976 年至今）
轮椅篮球	SCRD, AMP, LA	IWBF（国际轮椅篮球联合会）	（1960 年至今）
轮椅击剑	SCRD	IWAS（国际轮椅和残肢运动联合会）	（1960 年至今）
轮椅橄榄球	SCRD	IWRF（国际轮椅橄榄球联合会）	（2000 年至今）
轮椅网球	SCRD	ITF（国际网球联合会）	（1992 年至今）

注：SCRD—脊髓相关残疾（spinal cord-related disability），VI—视力受损（visually impaired），AMP—截肢者（amputee），CP—脑瘫（cerebral palsy），LA—其他残疾（les autres），ID—智力障碍（intellectual disabilities）

三、残奥体育

2012 年伦敦残奥会的成功举办，让残疾人成为媒体空前关注的焦点，这不仅使公众对残疾人的观念有所改变，而且可以使越来越多的残疾人参与到身体活动和体育运动中。残疾人竞技体育从 1948 年 Stoke Mandeville 医院草坪上脊髓损伤人员进行的射箭比赛演变而来成为世界第二大体育赛事，共有来自 164 个参赛国家的 4000 多名参赛者参加了 20 场不同运动项目的比赛，有超过 270 万观众付费观看。2016 年残奥会有 22 个夏季体育项目，包括新项目皮划艇和铁人三项（表 18.1），还有 5 项冬季运动项目。残奥体育根据相同的健全体育项目进行调整，若无对应项目，也可以根据伤残类型设计其他项目。

四、资格和分类

要参加残奥体育，运动员必须具有符合纳入条件的相应程度的伤残，为了更公平的比赛，将运动员的伤残程度评级。随着残奥体育的发展，它摆脱了传统的根据医学伤残类型进行分类的模式，而是转向更加详细地研究伤残对运动能力的影响，伤残类型的主要医学问题如专栏 18.3 所示，符合条件的伤残类型列表如专栏 18.4 所示。但是，通过充分了解潜在的医疗并发症和损伤模式，从为赛事或运动员团队护理规划医疗保健的角度来看，医学诊断仍然很重要。

专栏 18.3　医学伤残类型

- 截肢、肢体缺陷
- 脑瘫（cerebral palsy，CP）
- 脊髓相关残疾（spinal-cord-related disability，SCRD）
- 其他残疾（les autres，LA）——用于描述不符合上述类型的身体障碍
- 视力损伤
- 智力障碍

专栏 18.4　符合条件的伤残类型

- 肌张力过高
- 共济失调
- 手足徐动症
- 肌无力
- 运动范围的减小
- 肢体缺损
- 肢体缺陷
- 身材矮小
- 视力低下
- 智力障碍

来源：International Paralympic Committee（IPC）Classification Code 2007

五、选择体育项目或活动

残疾人士可以参加几乎所有的体育运动，包括高风险项目如登山、潜水和滑雪。一些运动是传统项目，很少或不需要修改（如游泳）。其他运动可能需要具体的适应过程（如轮椅篮球），或者专门针对某种残疾开发（如为视力障碍者设计的盲人门球）。在帮助选择体育或活动时，重要的是确定个人的目标，如果目的主要是为了总体健康或改善疾病，那么必须考虑锻炼与体育之

间的区别，这些术语经常被不正确地交替使用，体育并不等于锻炼，反之亦然。体育意味着竞争，其生理要求由体育项目决定［如轮椅冲刺赛（无氧）*vs.* 轮椅公路赛（有氧）*vs.* 手枪射击（技能）］。体育也可能造成创伤，对于残疾人士来说，创伤可能影响更大。如果受伤，恢复重点可能是融入社会和建立自尊。虽然实现一个目标的能力并不一定对其他目标不利，但考虑个人目标和参与风险是有帮助的，并非所有的运动都需要有组织性或竞争性。体育项目的选择将受到各种因素的影响（专栏18.5）。

专栏 18.5 选择体育项目需考虑以下方面

· 生理要求
· 碰撞的可能
· 团队或个人
· 协调要求
· 身体状况
  · 有益的方面
  · 有害的方面
· 与残疾有关的疾病（如心脏异常）
· 个人的认知能力和社交技能——遵守规则和与他人互动的能力
· 设施的可用性
· 个人喜好
· 是否有适当的培训和提供支持人员（搬运和处理）

六、损伤风险

参与任何体育活动都有可能造成损伤。每项运动的风险都是不同的，残奥运动项目亦是如此，但是残奥运动员的潜在损伤对日常生活的能力和健康的远期后果具有更大的影响，例如，伤到肩膀的轮椅运动员在上下轮椅时可能有困难，影响了生活的质量。最大规模的残疾人运动损伤队列研究收集了近50 000名运动员的暴露天数数据，结果显示每1000个运动天数中总体损伤12.7次，但不同体育项目之间存在较大差异，最高的损伤率见于5人制足球、盲人门球和力量举重。上肢损伤占大多数，但是损伤风险和损伤部位在不同的运动项目中有所不同，例如，与对手相撞相关的下肢损伤是 5 人制足球急性竞争性损伤的主要原因。在考虑预防策略时，体育信息的特异性至关重要。

七、反兴奋剂注意事项

国际残疾人奥林匹克委员会（IPC）是世界反兴奋剂条例的签署成员，"严格责任"的原则同样适用于残奥体育。从历史上来说，兴奋剂在残奥体育中不是主要问题。不幸的是，力量举重运动确实有违禁物质的不良分析结果的历史，特别是同化性药物，使用这类药物能增加力量，提高表现。患有共存疾病可能需要应用如强力镇痛药或利尿剂的残疾运动员，必须遵循治疗用途豁免程序。

残奥运动员的尿液样本收集有所差异。允许使用导尿管收集样品，但是由于可能会发生尿液替换，所以在兴奋剂控制站中尿袋没有事先排空的情况下，不应从尿袋中收集尿液。患有视力或智力障碍的运动员需要陪同人员在场进行监督，以确保样品的完整性。

八、医学教育和培训

历史上，具有残疾人运动医疗经验的执业医生相对较少，但是，2012 年伦敦奥运会和残奥会的举办见证了英国体育运动医学专业的诞生。体育和运动医学专业培训课程包括关于"脊柱损伤、截肢康复和残疾运动"的特定模块，这也是体育运动医学专科考试（英国）的一个组成部分。因此，将会出现一批新的具有专科知识、技能和经验的专家和外交人员，约有 100 名医生作为伦敦残奥会的志愿者获得了这一领域的经验。现在越来越多的执业医生通过治疗运动员获得经验，从而准备得更加充分，也将为残疾的非运动员提供相关建议，并帮助他们进行身体活动（图 18.1）。

九、总结

残奥会在成绩水平上、公众的认同程度和认知方面取得了显著进展（专

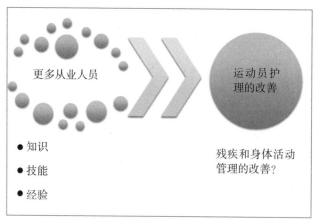

图 18.1　从业人员经验增加带来的益处

栏 18.6），还有更多适合的设施和各种资源来帮助人们找到当地俱乐部和其他教育资源。

　　这些经验可以带来更加全面的改善，促进残疾人的身体活动。

专栏 18.6　观念改变

在专栏 18.1 中

· 根据 BBC Newsround 调查，超过 50% 的 8～12 岁儿童认为，2012 年伦敦残奥会对孩子们来说比奥运会更鼓舞人心。

· 调查还表明残奥会也对英国儿童产生了深远的影响，将近 70% 的人说残奥会改变了他们对残疾人的看法。

延伸阅读

1. Thompson, W.R. & Vanlandewijck, Y. (2011) *The Paralympic Athlete*. Wiley Blackwell, Oxford.

2. Van De Vliet, P. (2011) Event medical care for paralympic athletes.In:McDonagh, D., O'Sullivan, L.J., Frontera, W.R., Pigozzi, F., Grimm, K., Butler, C.F., *et al.* (eds), *FIMS Sports Medicine Manual Event Planning and Emergency Care*. Lippincott Williams & Wilkins, Philadelphia.

3. Webborn, A.D.J. (2009) Paralympic sports.In:Caine, D.J., Harmer, P.A. & Schiff, M.A. (eds), *Epidemiology of Injury in Olympic Sports*. Wiley-Blackwell, Oxford, UK, pp. 437–488.

第19章 体育、锻炼与肥胖

David Haslam

National Obesity Forum, Luton and Dunstable NHS Trust, Dunstable Road, Luton, UK

概述

　　本章描述了体育和锻炼在肥胖中的作用。读完本章内容，读者将会理解以下内容：

1. 身体活动指南
2. 身体活动对肥胖和死亡率的影响
3. 儿童和老年的肥胖与锻炼
4. 身体活动和节食在控制肥胖方面的对比
5. 锻炼对肥胖的影响

一、引言

肥胖与严重的非传染性疾病和过早死亡有关；身体活动却恰恰相反：可以从多方面促进身体健康。我们远古的祖先有能力把能源作为珍贵的日用品保存起来，帮助进行身体活动来寻找食物和避免成为其他动物的食物。在繁重的运动之间，休息对于物种的生存也很重要。现代人倾向于久坐，而在现代环境中，人们锻炼的积极性减少，从而导致肥胖，也导致能量消耗和能量摄入的不平衡，这是目前肥胖流行的原因之一。身体活动的减少与独立生活的大幅度下降和职业活动密切相关。与今天相比，50 年前的日常生活所涉及的额外身体活动相当于每周跑 1 次马拉松。此外，只有 20% 的男性和 10% 的女性从事身体活动较多的工作。

二、身体活动指南

大多数的指南，例如世界卫生组织（World Health Organisation，WHO）提出的指南，都是基于维持健康状况的公共卫生原则，但因为已经有 2/3 以上的人口超重，所以参考价值有限。目前的指南建议为了保持健康，19 ~ 64 岁的成年人应尽量每天活动，并且每周应该进行至少 150 分钟的中等强度的有氧锻炼（如骑自行车或快走），每周进行 2 次或 2 次以上的作用于主要肌肉群（腿部、臀部、背部、腹部、胸部、肩膀和手臂的肌肉群）的肌肉增强活动。此外，指南建议 75 分钟的高强度有氧活动可代替中等强度的活动。

值得注意的是，跟早上进行的相同锻炼量的持续锻炼相比，频繁的短时间锻炼在很大程度上减弱了肥胖者的血糖波动和胰岛素浓度，此外，短时间身体活动可在数小时内降低平均血糖和餐后血糖。因此，建议一天中频繁进行最少 10 分钟的短时间锻炼，这能有效地促进健康。

WHO 关于膳食、营养和预防慢性疾病的报告得出结论：每天进行 60 ~ 90 分钟中等强度的身体活动，才能达到减肥或防止体重在大幅下降后反弹的目的。工作需要久坐的人员应确保至少每隔 30 分钟进行一次某种形式的活动来中断久坐。据说最佳的锻炼强度是脉搏加快、出汗和呼吸加快，但仍然能够讲话，这通常被称为"轻快"锻炼。但是，这必须是在日常生活的常规活动，即轻度活动（如自理、散步、购物或园艺工作）之外。

建议每天至少行走 10 000 步（按计步器测定以维持健康），减重或保持体重减轻需要行走 15 000 步，尽管对于许多人来说这是不切实际的，对于一部分人来说甚至是不可能的。重要的是要注意，对于肥胖且不爱锻炼的人来说，开始时每天从 0 步增加到 200 步将具有显著的保健效果。对于残疾人士，即因残疾而不能行走 10 000 步的人，美国外科医生的报告建议 40 分钟轮椅锻炼是有利于健康的合理活动水平。仅仅是额外锻炼，而不改变营养摄入，往往会改善健康状况，但由于脂肪与肌肉比例的改变，体重可能并未减轻。总脂肪在肥胖且健康和肥胖但不健康的个体中未见明显不同，但前者的内脏和肝脏脂肪含量明显低于后者。

大多数成年人活动量不足，75% 的成年人活动量少于建议量，56% 的男性认为自己活动量足够且有益于身体健康，但实际上只有 36% 的男性仅仅能达到中度活动量；同样，52% 的女性认为她们锻炼量足够，但只有 24% 能达到指南建议的身体活动量。久坐的人会将日常能量的 25% 消耗在身体活动上，其余的能量用于产热和基础代谢，相比之下，精英运动员在体育活动中消耗高达 80% 的能量。现已证明在电视机前久坐不动的肥胖儿童可能会变得迟缓，其消耗的能量低于基础代谢率（basal metabolic rate，BMR）。不同的民族群体在不同程度上遵循身体活动的建议是：只有 37% 的加勒比黑人男性、30% 的印度男性和 26% 的孟加拉国男性的活动量是"足够"的，而男性总体的比例为 37%；在女性中，11% 的孟加拉国女性、23% 的印度女性和 31% 的加勒比黑人女性能符合建议，而女性总体的比例为 25%。

三、身体活动、肥胖和死亡率

全球大量研究已经证实身体活动可以降低死亡率。美国国家卫生研究院、美国退休人员膳食和健康研究协会的研究纳入了 252 925 名受试者，报告称遵守国家身体活动指南的人比不活动的人死亡风险更低，满足中等强度活动建议的人死亡风险降低了 27%，而符合高强度活动建议的人死亡风险降低了 32%。

另外一项前瞻性研究以平均 4.9 年为间隔，对近 1 万名男性进行了两次健康评估，评估了健身和缺乏健身对死亡率的影响。两次检查中，不健身男性的全因死亡率和心血管死亡率均为最高，而这两次检查中，持续健身男性的死亡率最低。跟那些两次检查时均不健身的男性相比，从不健身变为健身的男性全因死亡率风险降低了 44%，心血管死亡率降低了 52%。在随访 6 年的老年人中，独立生活活动与全因死亡率的风险降低密切相关，独立生活活动每天可消耗约 287 kcal，死亡率降低 30%。

四、儿童肥胖与锻炼

21 世纪的生活方式对儿童的影响和成年人一样大，由于父母越来越关注污染和儿童安全，很少儿童在早上步行到学校。2013 年的一项研究显示，英格兰只有 25% 的小学儿童被允许单独从学校回家，而在 1971 年这个数字则为 86%。由于历届政府都会卖掉体育场，谴责竞技体育在社会和政治方面没有帮助，加之相关诉讼越来越多，为了不让儿童受到丝毫伤害，在学校的体育活动也减少了。家在任何时候都是安全舒适的，孩子们平均每天看 3 小时电视。每天看电视超过 5 小时的儿童超重的风险增加 4.6 倍。减少久坐的时间（如看电视），在体重管理方面比尝试引入积极的活动更有益。已经证明在美国儿童中肥胖与每天看电视的时间直接相关，每天看电视 3 小时会使肥胖和

2 型糖尿病的发病风险加倍。在英国，50% 的女孩和 38% 的男孩在 3 个上学日中没有达到相当于快走 10 分钟的活动量。在最近一项研究中，让学生卧床休息 60 天，他们的内脏脂肪储存量增加了 29%，其余从下颌到髂嵴躯干部分的脂肪组织增加了 10%，胳膊和腿部增加了 7%，并伴随着胰岛素的敏感性降低，由此强调了儿童缺乏锻炼的危害性。

五、老年肥胖与锻炼

毫无疑问，身体活动水平随着年龄的增长而下降，老年患者经常存在肌肉含量较低（肌少症）和内脏脂肪过剩的情况。任何特定体重指数（body mass index，BMI）的老年人通常比相似 BMI 的年轻人具有更高的身体脂肪含量百分比，因此在老龄人口中应促进增加各种强度的身体活动。最近的一项研究分析表明，许多老年人身体瘦弱且营养不良，但也有强有力的证据证明，过度肥胖的老年人因身体活动能力的下降和代谢不稳定性增加，导致衰弱。

六、身体活动和节食在控制肥胖方面的对比

晨鸟研究中心对儿童肥胖症的研究结果有趣且反直觉，这是一项针对 5 岁以下健康儿童的大型前瞻性队列研究。研究发现，现在青春期前儿童平均体重并不高于 1990 年英国生长标准图表中评估的儿童体重：平均 BMI 有所提高，但中位数很低，表明一个亚组的儿童偏离了分布，但没有改变其位置。数据表明儿童肥胖的增加与父母的肥胖有关，有肥胖父亲的儿子的肥胖风险比其他男孩增加了 6 倍，有肥胖母亲的女儿的肥胖风险高出了 10 倍，但反过来并不成立。晨鸟描述了一个用于保护儿童的活动设定点的"活动统计"。在学校里，活动密集的儿童在上学期间的活动记录比平时多 40%，但是回到家里的活动相应地减少，在不考虑机会性的情况下，在一整天之中所有组的运动总量是相同的，这种补偿性反应表明儿童的身体活动可能受到大脑控制，而不是环境的控制，因此儿童会相应地进行补偿运动。这项研究介绍了儿童作为行动者或非行动者的概念，他们将在当天剩下的时间内做完全相反的事情来充分补

偿强制的久坐或活动。最重要的是，缺乏身体活动不会导致肥胖，而是肥胖会导致不活动，再次表明儿童肥胖的主要原因是营养过剩，这意味着减轻体重本身可能会使儿童增加活动量并改善新陈代谢。

曾经被称为"肥胖营地"的住宿活动项目通常是针对肥胖儿童和青少年的，包含密集的监督活动。批评者认为营地只是远离人们常见环境的短暂旅行，体重降低只是暂时的，当人们恢复正常的日常生活时，体重就会反弹。项目工作人员评论称参加者是自我选择的，代表的是那些有动力和资金参与的少数儿童。

但是其他人则认为，减肥饮食对儿童具有潜在的不安全性，因此增加活动是至关重要的，而将饮食教育、行为改变、减少久坐和增加身体活动相结合的管理策略更容易获得成功。营地的重点是享受活动，这样就有机会在家里继续保持。有三个要素：

- · 趣味型锻炼和身体活动；
- · 身体活动中的技能发展；
- · 让儿童接触类型广泛的身体活动，具有很强的选择性。

研究表明儿童参加活动之后体重、肥胖和其他危险因素出现了有利的变化，这使得我们可以乐观地预测住宿活动计划的未来。

七、食欲、锻炼和肥胖

食欲控制在一定程度上可能受长期健身的影响，有规律锻炼的"健康"人群有"正常"食欲，而久坐不动的"不健康"人群则会因为缺乏正常刺激和锻炼模式而导致饮食不规律，这种锻炼模式是人类过去在狩猎和采集过程中变得根深蒂固的。确切的原因未知，但是，有人提出锻炼的人依据饥饿感来告诉他们什么时候吃饭，因此能控制食物的摄入，而不锻炼的人依据饱腹感来告诉他们什么时候吃饱：饥饿感是一种比饱腹感更有效的生理机制，因此锻炼的人能更好地控制体重。

八、锻炼和肥胖

与单纯节食相比，节食和锻炼减掉的体重量可能相对较低，但锻炼的医学益处是非常显著的，因为经常锻炼会导致脂肪消耗和肌肉量增加，从而导致非脂肪质量的增加：肌肉的重量是脂肪的 1.5 倍，因此当患者开始锻炼时，实际体重可能会不变，甚至会增加。肌肉组织的增加提高了 BMR，跟通常在减重时发生的 BMR 降低相反，因此有助于配合节食以减轻体重。

我们早已知道身体活动对健康的显著益处不仅仅包括体重减轻（表 19.1）。

表 19.1　身体活动对肥胖人群的健康益处

· 改善或控制 2 型糖尿病

· 改善血脂状况，特别是增加高密度脂蛋白（high density lipoprotein，HDL）

· 改善血压控制

· 增加胰岛素敏感性

· 增加自信和减轻抑郁症状

· 提高日常功能能力

· 由于改变了环境致癌物质的代谢，降低了结直肠癌的风险

20 世纪 90 年代初，一项具有里程碑意义的研究调查了一个久坐的人、一个在午餐休息时间进行剧烈锻炼而其他时间久坐的人及一个工作中久坐但在一天内进行日常短时间阶段性身体活动的人，三者在一天中能量消耗模式的对比，后者的能量消耗最大，因此应促进临床医生推广在白天进行日常身体活动，这是成功且可持续的锻炼方法。

虽然传统的锻炼形式对于一些肥胖的人来说也许是可以接受的，但作为日常生活一部分的身体活动通常是更好、更易接受的概念，即日常家务，如园艺和打扫可以有效地增进每日总热量的消耗。因此，活动并不完全与有计划的锻炼项目（如健身训练或体育比赛）相关，尽管这些是很好的锻炼方式，当然商业性的健身房可能是一些人减肥和改善健康的合适方式。尽

管在英国，私人健身房会员大幅增加了 800 万，但肥胖水平依旧升高。健身房的影响有限有许多原因，许多健身房的会员（在美国超过 50%）在收入最高的前 20% 的人群中（贫困人口被排除在这个市场之外，他们也最有可能不活跃，因此变肥胖）。

因此，应该根据个人情况促进锻炼和活动。重要的是建议人们逐渐地开始锻炼和缓慢地增加锻炼量，并确保他们会坚持锻炼，鼓励他们选择与身体状况相适应的愉快形式，这样更有可能坚持并从中受益。包括药剂师、助产士和护士在内的所有医疗保健专业人员都可以在建议父母和儿童参与运动方面发挥关键作用，使其养成终身习惯。

对于减重来说，通常认为最佳的锻炼强度为中等强度，用游离脂肪酸氧化产生能量。游泳、快走、园艺、轮椅滑行的活动可以燃烧脂肪，加上减少热量的摄入，对减轻体重和持续体重减轻是最有效的（表 19.2 和表 19.3）。活动的时间越长，作为能量来源的脂肪氧化越多，并且有证据表明，长时间锻炼后脂肪储备会被氧化以增加糖原的储备。

表 19.2　中等强度身体活动实例

· 快走

· 骑自行车

· 游泳（适度用力）

· 爬楼梯（适度用力）

· 园艺：挖掘、推割草机或扫树叶

· 日常打扫房屋

· 绘画和装饰

· 普通健美操（仰卧起坐、俯卧撑、引体向上）

· 低强度的球拍运动，如乒乓球和羽毛球（社交）

· 高尔夫球中步行、推球或携带球杆

表 19.3　活动相关的热量消耗

活动	时间（分钟）	千卡（ kcal ）
大声朗读	30	15
洗碗	15	19
骑自行车	60	150
打壁球	60	916
跑步	50	660
行走	60	400

九、微活动与肥胖

微活动（microactivity）是指在日常生活中发生的表面上微不足道的轻微动作；宏观活动（macroactivity）是指一个人执行的活动任务由微活动的总和组成。同一项任务可用最低能耗完成，或者稍加调整，增加一些强度的微活动。据估计，静止不动地坐着每分钟消耗约 1 cal，而站立则增加 2 倍的热量消耗，缓慢的散步则增加 3 倍的热量消耗。还有人提出为了维持先前的减肥效果，每天需要约 150 cal 的热量缺口。因此，像用手机打电话这样简单的事情，一边打电话一边走动而不是坐在桌子前，每天 1 小时就可以提供额外的热量消耗。其他的微活动包括腿部的"小动作"、爬楼梯，甚至是讲话时做手势。

十、生活方式与肥胖

几项重要的里程碑式研究调查了生活方式干预措施（包括身体活动）对肥胖相关疾病的影响。中国最近的一项研究评估了中国人的血糖调节受损（impaired glucose tolerance，IGT）到 2 型糖尿病的进展，研究分为三组：仅节食、仅锻炼、节食和锻炼。无论受试者是超重还是消瘦，饮食、锻炼和饮食加锻炼的干预导致糖尿病发病风险分别相对降低 31%、46% 和 42%。此外，一项 20 年的随访调查显示，早期强化生活方式干预会使相对风险在长期内持续降低，英国前瞻性糖尿病研究（United Kingdom Prospective Diabetes Study，UKPDS）的结果反映出糖尿病的"遗留效应"，无论试验停止后的管理质量如何，早期强化治疗可长期预防糖尿病并发症。糖尿病预防计划比较了生活方式干预和药物治疗在高危型血糖代谢障碍人群中糖尿病的发展情况，即使与服用降糖药二甲双胍组相比，由于节食和身体活动，接受生活方式干预 4 年的受试者糖尿病累积发病率下降了 58%。这是一个有力的证据，生活方式干预不仅在肥胖的"糖尿病前期"患者的治疗中发挥作用，而且应该是整个糖尿病进展期中的一个重要组成部分。有趣的是，芬兰糖尿病预防研究显示，由于生活方式的改变，6 年之后糖尿病的累积发病率同样降低了 58%。

十一、建筑环境与肥胖

国家健康与保健医学研究所（National Institute for Health and Care Excellence，NICE）发布了帮助人们更积极地锻炼身体的建筑环境指南。由于建筑环境被认为是导致肥胖的主要因素，因此必须采取行动鼓励人们消耗更多的能量。规划师、设计师和建筑师有责任确保空间和建筑物为用户提供消耗能量的可能性以维持和改善健康状况。人们需要进行更多的身体活动，拥有更多步行和骑自行车的机会，需要建筑物、办公室和家里提供更容易使用的楼梯和更好的楼梯指引而不是电梯，以及其他积极的活动。20 世纪 70 年代，一项精心设计的针对邮局工作人员的观察研究表明，从事久坐不动的办公室工作的人患心肌梗死的风险明显高于从事送信工作的人。

延伸阅读

1. http://www.nhs.uk/Livewell/fitness/Pages/physical-activity-guidelines-for-adults.aspx
2. http://www.who.int/dietphysicalactivity/PA-promotionguide-2007.pdf?ua=1
3. http://www.who.int/dietphysicalactivity/end-childhood-obesity/en/
4. http://nutrition.org.uk/attachments/101_Physical%20activity%20and%20health.pdf
5. http://ukactive.com/downloads/managed/Turning_the_tide_of_inactivity.pdf

第 20 章　体育和儿童

Neil Armstrong
Children's Health and Exercise Research Centre, University of Exeter, Exeter, UK

概述

本章描述了儿童体育运动。读完本章内容，读者将会理解以下内容：

1. 年轻精英运动员的身体特征
2. 生长和发育对青少年运动表现的影响
3. 青少年时期肌肉力量、有氧健身和高强度运动表现的发展
4. 青少年时期训练和"过度训练"的影响
5. 相对年龄对青少年运动的影响

一、引言

大多数体育运动项目中，年轻精英运动员在生长和成熟过程中都会经历几年的训练和高水平比赛，在体操入门课程中甚至会看到2岁的儿童参加训练。参与训练的时间随着年龄增加而增加，精英体操运动员和游泳运动员在童年时期每周训练时间约为30小时，往往从6~7岁开始参加有组织的竞技体育运动。例如，在体操项目中，女孩在十五六岁到十八九岁期间会达到竞技巅峰。青少年时期体育运动成功的基础是一系列与年龄和性别相关的身体和生理变化，以运动特定方式起作用，并依赖于个人"生物钟"的进展。随着年龄、生长和发育的变化，运动表现的提高程度不同步，并且存在明显的性别差异。在主要由不同能量系统支持的运动项目中，与年龄性别相关的世界纪录也充分地印证了上述观点（图20.1，彩图见文末）。

二、年轻精英运动员的身体素质特征

大多数体育运动中的年轻精英运动员身高通常比同龄的非运动员更高，尽管在某些体育项目中，身高的要求会根据运动位置而异（如足球、篮球）。体操是唯一一项男女运动员身高均低于平均身高的体育项目。大多数年轻精英运动员具有能促进其运动表现的体质和身体形态，特征包括有利的肩臀比例和（或）肢体躯干比例（如球拍运动、划船、投掷项目）。年轻精英运动员的体重通常等于或大于同龄人，通常比同龄的非运动员更纤细，且在年轻女运动员中差异更为明显（表20.1）。

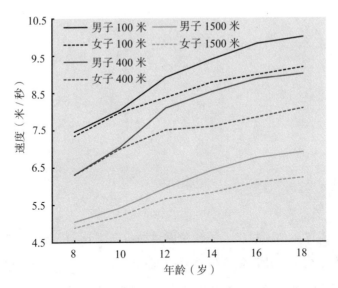

100 米短跑由磷酸肌酸和无氧糖酵解的分解代谢供能，10% 的能量由有氧代谢提供。在青年时期，400 米短跑中 60%~70% 的能量来源于无氧代谢，主要是糖酵解，以及少量来源于有氧代谢。1500 米长跑中 80% 的能量来源于有氧代谢，速度增加时（如最后冲刺）能量可能来源于无氧代谢。

图 20.1　年龄和性别相关的世界最佳成绩的平均速度

表 20.1　年轻运动员身高和体重相对参考数据百分数（P）

体育项目	身高		体重	
	男性	女性	男性	女性
篮球	P50 至 >P90	P75 至 >P90	P50 至 >P90	P50 至 P75
游泳	P50 至 P90	P50 至 P90	>P50 至 P75	P50 至 P75
网球	± P50	>P50	≥ P50	± P50
足球	± P50	P50	± P50	P50
短跑	≥ P50	≥ P50	≥ P50	≤ P50
长跑	± P50	≥ P50	≤ P50	<P50
体操	≤ P10 至 P25	≥ P50	≤ P10 至 P25	P10 至 <P50

来源: Adapted from Malina 1994, "Physical growth and biological maturation of young athletes"。
经 Wolters Kluwer Health 许可转载，只有一个版本。

三、生长和成熟

　　所有的年轻人都经历相似的生长和成熟模式，但是生长幅度及青春期开始时间和进展速度存在着很大的个体差异。女孩的青春期发育突增比男孩早出现约 2 年，但青春期生长的特点不仅是身高增加，而且还有与性别相关的特定身体形态改变（如肩臀比和肢体躯干比）。

青春期男孩体重增加主要是由于骨骼和肌肉质量的增加，脂肪量所占百分比从体重的 16% 下降到 12%~14%，肌肉质量占体重的百分比从 7 岁时的 42% 增加到 17 岁时的 54%，但是肌肉生长速度峰值出现在青春期末期。在生长发育突增期中，女孩脂肪量占体重的百分比从 18% 增加到 25%，但年轻精英体操运动员的脂肪仅占比 14%。女孩不会出现与男孩类似的肌肉量突增期，女孩在 5 岁到 13 岁期间，肌肉质量占体重的百分比从 40% 增加到 45%，然后由于成熟驱动脂肪的累积，肌肉量相对百分比下降。

早期成熟男孩获益于身材、体型和组成的改变，这些在大多数运动中是有利的，例如，在青春期，男孩的四肢长度增加，肩部宽度明显突增，肌肉质量增加，此对应为肌肉力量增加。即使是肩宽的微小差异也可以导致躯干肌肉的巨大差异，当上述情况结合较长的手臂时，如在网球和田径投掷项目中，早期成熟对运动表现优势就很明显。由于青少年体育运动的选拔以年龄为基础，除了在体操等运动项目中，很少有晚成熟的男孩在青春期的早期获得成功。

青少年体育中，较早成熟的男孩比较早成熟的女孩更占优势。在依赖体型的运动项目中，早期成熟的女孩更有优势；但是在其他一些运动项目中，臀部较宽、腿部较短及身体更肥胖的女孩往往不占优势。相反，成熟较晚的女孩则呈现出以下特点，如体型更细高且体重身高比例较低、脂肪较少、腿部相对较长和臀肩比较低，更利于在许多体育项目中取得成功。月经初潮年龄显示出运动员较晚成熟的趋势，但大多数运动员都在正常范围内，只有体操运动员月经初潮年龄始终高于人口平均水平的两个标准偏差，但这可能是由于在体育选拔中选择和保留了较晚成熟女孩的结果。没有确凿的证据证明生长发育、青春期的开始或青春期进展的速度会受到高强度训练或参与体育运动的影响。

四、肌肉力量

从儿童时期到 14 岁期间，肌肉力量几乎呈线性增长，14 岁左右到青春期后期，男孩会出现一个明显的突增期，女孩则无，随后至青年早期，增长较缓慢。青春期之前，肌肉力量的性别差异很小，而且由于女孩比男孩更早进入青春期，10 ~ 12 岁的女孩普遍比同龄的男孩更强壮。但是，在调整身材差异之后，青春期后期的男孩明显比女孩更加强壮，特别是手臂和躯干。在许多体育运动中，超群的力量是精英年轻运动员与不太成功的运动员之间的区别，因此早熟的男孩比晚熟的同龄男孩具有明显的优势（图 20.2）。

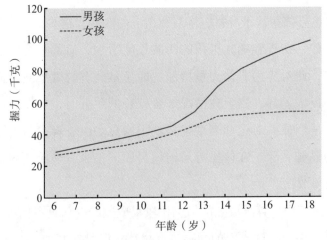

图 20.2　年龄和性别相关的肌肉力量

数据来自 Malina *et al., Growth, Maturation and Physical Activity*。

有监督的阻力训练是安全有效增加肌肉力量的方法，阻力训练方案是精英年轻运动员综合训练方案的关键组成部分。应该从适度的阻力开始训练，然后逐渐增加到符合个体的生长和成熟程度的更大阻力并进行数次重复。随着年轻精英运动员的经验越来越丰富，训练方案变得更具个性化，运动也更加具体化（表 20.2）。

表 20.2　阻力锻炼和肌肉力量

· 损伤风险：阻力锻炼是一种安全有效的训练方式，损伤风险不大于其他有监督的良好体育训练方案的相关风险。

· 频率：每周 2 ~ 3 次（非连续）。

· 强度：以 1 个最大反复次数（repetition maximum，RM）[a] 的 60% ~ 80% 强度进行，重复 8 ~ 15 次。

· 持续时间：6 ~ 8 种锻炼，每种 3 组。

· 方案时长：8 ~ 12 周。

· 预期获益：10% ~ 40%，不同肌群有差异性。

注：a: RM 是在给定阻力下可以进行的最大重复次数。
来源：Armstrong and Van Mechelen, *Paediatric Exercise Science and Medicine*。

锻炼肌肉力量的变化机制与年龄和成熟的变化有关，还可能与性别有关。青春期前儿童力量的增加主要归因于神经系统适应性（如神经驱动的增强、运动单位的同步增加和中枢神经系统抑制的降低）。肌肉肥大是青春期后期的主要影响因素，尤其是男孩。在儿童中，阻力训练会使肌肉力量的相对增加跟青少年和成年人类似（或更大），但绝对增长较小。没有确凿的证据表明，青春期前和青春期早期的儿童对阻力训练的反应存在性别差异，尽管男孩在青春期后期的肌肉力量的绝对增长可能会更大。

五、有氧适能

峰值摄氧量（$\dot{V}O_{2peak}$）是运动期间氧气消耗的最高速率，是衡量有氧运动最有效的单一指标。男孩的 $\dot{V}O_{2peak}$ 值随着年龄的增长几乎呈线性增长，而女孩的数值也呈现类似但不太一致的增长趋势，在约 14 岁时趋向稳定。在 8 ~ 16 岁年龄段，男孩 $\dot{V}O_{2peak}$ 会增加约 150%，女孩增加约 80%，而性别差异从 10 岁时的约 10% 增加到 16 岁时的约 35%。由于最大心率（maximal heart rate，HR_{max}）没有性别差异，青春期前的 $\dot{V}O_{2peak}$ 性别差异主要与男孩的最大每搏输出指数有关，但这是否是由心脏大小或心脏功能差异引起的仍然未知。肌肉质量的增加是青春期 $\dot{V}O_{2peak}$ 的主要影响因素，也是导致十八九岁时性别差异的主要原因，可能与男孩血红蛋白浓度更高有关。与年龄、体型和身体组成无关，成熟对于 $\dot{V}O_{2peak}$ 具有明显的积极影响，并且在受有氧适能影响的运动中使早熟者比晚熟者更有优势。$\dot{V}O_{2peak}$ 与体重密切相关，当根据体重（每分钟 mL/kg）衡量 $\dot{V}O_{2peak}$ 时，将会出现不同的情况：男孩的 $\dot{V}O_{2peak}$ 与体重相关，在 8~18 岁之间基本保持为每分钟 48~50 mL/kg；而同一时期女孩的 $\dot{V}O_{2peak}$ 则反映其相对脂肪量的增加，从 45 mL/kg 降至 35 mL/kg（图 20.3）。

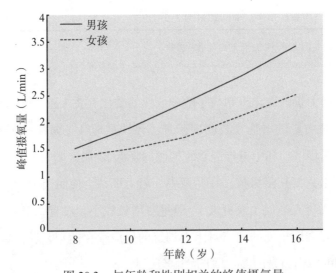

图 20.3　与年龄和性别相关的峰值摄氧量

数据来源：Armstrong and Van Mechelen, *Paediatric Exercise Science and Medicine*。

年轻精英运动员的 $\dot{V}O_{2peak}$ 最高值比同龄非运动员高出 30%~50%，但这可能是由于选拔和训练造成的。对于在青少年时期诱导 $\dot{V}O_{2peak}$ 显著增加的训练，运动的相对强度需要的 HR 范围为 170~180 次/分钟（HR_{max} 的 85%~90%），高于在成人中证实有效的 HR 范围。在童年和青少年时期，不存在年龄、成熟或性别对训练后的 $\dot{V}O_{2peak}$ 预期增长的影响，但百分比改变往往低于成年人的预期变化。在儿童和成年人中，训练诱发的 $\dot{V}O_{2peak}$ 改变的主要机制是通过增加每搏输出量来增加肌肉的氧气输送。关于遗传对青少年时期耐力训练的影响数据不足，但似乎与成年人一样，从低反应者到高反应者之间存在连续统一性（表 20.3）。

表 20.3　国际奥委会关于提高优秀年轻运动员有氧适能（峰值摄氧量）的建议

· 运动频率：每周 3 ~ 4 次。
· 运动时间：每次 40 ~ 60 分钟。
· 运动强度：达到最大心率的 85% ~ 90%。
· 预期获益：8 ~ 12 周峰值摄氧量提高 5% ~ 10%，性别或成熟阶段对预期增长没有
　影响，但估计遗传效应为 40% ~ 50%。

来源：Armstrong and McManus, *The Elite Young Athlete*。

高 $\dot{V}O_{2peak}$ 是一些体育运动中出现优异表现的先决条件，但在其他体育运动中，运动强度快速变化的能力是至关重要的，而且有氧适能相关组成部分最好地描述为肺 $\dot{V}O_2$ 瞬态动力学。$\dot{V}O_2$ 动力学时间常数可用作肌肉磷酸肌酸（phosphocreatine，PCr）动力学的间接测定，因此可作为肌肉代谢活动的无创性视窗。严格确定和分析的关于儿童对高强度和超高强度运动（大于乳酸阈值但小于 $\dot{V}O_{2peak}$）开始时 $\dot{V}O_2$ 动力学反应的数据很少，但其显示儿童的反应要比成年人更快。跟成人相比，运动时儿童的氧化能力增强，但无氧能量减弱，这跟 $\dot{V}O_2$ 动力学反应反映的肌肉活检数据一致。关于青少年时期训练对 $\dot{V}O_2$ 动力学的影响没有前瞻性研究报告，但游泳女孩与同龄对照组的比较表明，在青春期前和青春期过程中参加训练的女孩 $\dot{V}O_2$ 动力学反应更快（表 20.4）。

表 20.4　肺摄氧量动力学

· 许多运动依赖于重复且快速的运动强度的改变，在这些条件下，肺 $\dot{V}O_2$ 动力学
　是主要影响因素，而不是 $\dot{V}O_2$ 峰值。
· 在经过训练或未经训练的青少年中，没有发现肺 $\dot{V}O_2$ 动力学时间常数与 $\dot{V}O_2$ 峰
　值之间的关系。
· 儿童比成年人具有更快的肺 $\dot{V}O_2$ 动力学反应，男孩从休息或低强度运动向高强
　度运动过渡时比女孩的肺 $\dot{V}O_2$ 动力学反应更快。
· 训练诱导的肺 $\dot{V}O_2$ 动力学加速可通过对抗疲劳来提高运动表现。
· 跟同龄对照组相比，经过训练的青春期前和青春期的两组女性游泳运动员中，
　高强度运动开始时均表现出了更快的肺 $\dot{V}O_2$ 动力学反应。

六、高强度运动

主要由无氧代谢支持的短暂高强度运动的表现是大多数运动［如足球、橄榄球、短跑（100～400 m）］的核心，但分析发现潜在的肌肉能量学受限于对健康儿童使用有创技术的伦理学约束。在没有内部肌肉数据的情况下，儿科研究侧重于外部功率输出的评估，Wingate 无氧测试（Wingate anaerobic test，WAnT）的变体已经成为最流行的年轻人功率输出测试。WAnT 通常在 1s、3s 或 5s 的时间内确定峰值功率（peak power，PP），在 30s 的测试时间内确定平均功率（mean power，MP）。年龄在 7～13 岁的男孩和女孩的 PP 和 MP 几乎均呈线性增长，之后男孩在进入成年早期表现出第二次且更大幅度的功率输出增长。在男性功率输出突增期之前，女孩往往比同龄男孩更成熟，但到 18 岁时，PP 的性别差异为约 50%。12～17 岁的男孩 PP 会增加约 120%，MP 会增加约 110%，而女孩的 PP 会增加约 66%，MP 会增加约 60%。同龄的男孩和女孩峰值摄氧量（$\dot{V}O_{2peak}$）的增加分别为 70% 和 25%，充分说明了无氧和有氧能量系统的不同步发育。各个年龄组的世界纪录也清晰地反映了无氧和有氧发育的差异（图 20.4）。

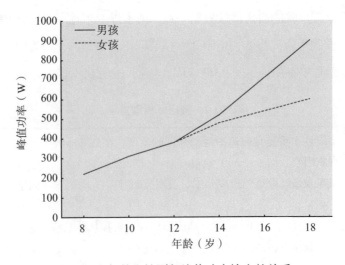

图 20.4　年龄和性别与峰值功率输出的关系

数据来源 Armstrong *et al.*, "Short term power output in relation to growth and maturation" and Van Praagh, "Development of anaerobic function during childhood and adolescence"。

与现有的训练诱导的对肌肉力量和 $\dot{V}O_{2peak}$ 改变的数据相比，关于高强度训练对功率输出影响的数据报告很少，此外，可用的标准化测试难以量化目标肌肉进行的短暂高强度活动的非特异性训练。大量证据表明，经过 12 周的训练之后，青少年肌肉力量的增长幅度在 5%～12%，但数据不足以证明年龄、成熟度或性别的影响。男孩的少量肌肉活检数据表明训练之后的静息肌肉中三磷酸腺苷、PCr 和糖原的浓度增加，女孩中则没有类似的数据。

七、不明原因的表现不佳综合征

青少年训练方案的效果总体上讲是有益的，但最近的调查显示，30% 的年轻精英运动员出现了不明原因的表现不佳综合征（UPS）。UPS 在个人项目（37%）中比在团体项目（17%）中更普遍存在，女孩（36%）比男孩（26%）更普遍。较大的训练负荷和激烈的频繁比赛是 UPS 的主要潜在原因，但年轻精英运动员的 UPS 可能比成年人有更多的表现方面，例如，发育带来的压力和来自同龄人群的压力，为了专一的体育目标失去自由，还需要应对学校、考试、训练和比赛的综合要求，努力应付教练和家长常常不切现实的期望，上述问题均可能导致青少年的 UPS（表 20.5）。

表 20.5　不明原因的表现不佳综合征（UPS）

症状
- 表现不佳和疲劳增加
- 运动越来越吃力
- 静息心率升高
- 频繁的上呼吸道感染
- 肌肉酸痛
- 睡眠障碍
- 食欲不振
- 情绪失常
- 脾气不好和（或）易与教练和家人发生冲突

表 20.5（续）

· 缺乏自信

· 抑郁

· 训练和比赛的兴趣降低

· 无法集中精力

治疗 / 管理

· 交叉训练（训练中加入娱乐性）

· 轻度至中度强度的有氧运动

· 技能练习

· 按摩

· 水疗

· 加入放松课程

· 逐步重新回归训练和比赛

注：高强度训练、频繁的比赛和非体育特定的压力因素结合，对年轻运动员产生消极影响，从而产生 UPS。

八、选拔、保留和相对年龄效应

生长和成熟是青少年体育选拔和保留的重要组成部分。由于在选拔年开始前出生的人比晚出生一年的人具有更高的生理成熟的可能性，出生日期会大大影响青少年精英体育的成功概率。最明显的例子就是青少年足球的相对年龄效应，这在网球、游泳、橄榄球和冰球等众多体育运动中也得到了证实。例如，来自 10 个欧洲国家的 U15、U16、U17 和 U18 国家足球队相关选拔年（1 月 1 日至 12 月 31 日）的出生日期分布情况，在国家和联合统计情况下均显示 43% 的球员在第一季度出生，9% 在选拔年的最后一个季度出生。不同的出生日期分布也存在于高级比赛中，其中 40% 的英超联赛足球运动员在青少年选拔年的第一季度出生（图 20.5）。

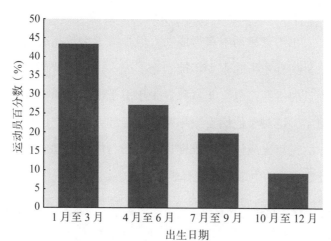

图 20.5　选拔年相关的出生日期分布情况——相对年龄效应。来自欧洲 10 个国家的
U15、U16、U17 和 U18 国家足球队的出生日期

数据来源：Helsen *et al*., "The relative age effect in youth soccer across Europe"。

九、未来的研究方向

对儿童的研究存在许多挑战，与年龄、生长和成熟相关的运动生理反应
方面还有许多地方有待研究。最初为成年人设计的无创技术在近期已经为儿
童应用进行了成功的改良。开发出的新实验模型结合这些创新，为发育生理
学的未来研究开辟了新途径，以帮助识别、挑选和培养精英年轻运动员（表
20.6）。

表 20.6　未来的研究方向

- 应用无创技术（如磁共振谱、近红外光谱、呼吸气体分析）和创新型实验模型
（如启动运动、转换锻炼内容、运动强度组成成分的操纵）更好地了解生长和成熟
期间的运动代谢。
- 建立有效的场地和实验室测试，对青少年时期运动表现进行特异性的且有把握的
必要监测。
- 确定儿童和青少年时期长期有氧、阻力和高强度训练对目前和未来运动表现的积
极和消极影响。
- 探讨年轻运动员 UPS 的发病率、病因和治疗方法。
- 寻找解决青少年体育中相对年龄效应的方法。

十、体育和幸福

许多年轻人在体育运动中获得成功，但是由于生长和成熟相关因素驱动的选拔政策，一些有才华的青少年被剥夺了进入青少年精英体育项目甚至成年精英体育项目的机会，也有儿童和青少年由于不明智的早期体育专业化训练而过早地退出，这对于他们青少年晚期的生理或体质来说是不恰当的。跟儿童一起工作的成年人应该致力于促进人人参与体育活动，识别人才和培养人才，也应考虑个体的生理生长发育成熟情况。

参与青少年体育的成年人应把重点放在体育在促进儿童健康和幸福方面的作用上，而不是儿童在促进体育健康和幸福方面的作用上。

延伸阅读

1. Armstrong, N. & McManus, A.M. (eds) (2011) *The Elite Young Athlete*. Karger, Basle.
2. Armstrong N, Van Mechelen W. (eds) (2008) *Paediatric Exercise Science and Medicine* (2nd ed.).Oxford University Press, Oxford.
3. Armstrong, N., Welsman, J.R. & Chia, M.Y.H. (2005) Short term power output in relation to growth and maturation. *British Journal of Sports Medicine*, 35, 118–124.
4. Hebestreit, H. & Bar-Or, O. (eds) (2008) *The Young Athlete*. Blackwell, Oxford.
5. Helsen, W.F., Van Winckel, J. & Williams, M. (2005) The relative age effect in youth soccer across Europe. *Journal of Sports Sciences*, 23, 629–636.
6. Malina, R.M. (1994) Physical growth and biological maturation of young athletes. *Exercise and Sport Sciences Reviews*, 22, 389–433.
7. Malina, R.M., Bouchard, C. & Bar-Or, O. (2004) *Growth, Maturation and Physical Activity*, 2nd edn.Human Kinetics, Champaign, IL.
8. Malina, R.M., Baxter-Jones, A.D.G., Armstrong, N. *et al*. (2013) Role of intensive training on growth and maturation in artistic gymnastics. *Sports Medicine*, 43, 783–802.
9. Van Praagh, E. (2000) Development of anaerobic function during childhood and adolescence. *Pediatric Exercise Science*, 12, 150–173.

第 21 章　老年人的身体活动和锻炼

Dawn A. Skelton[1] 和 Finbarr C. Martin[2]

[1]School of Health and Life Sciences, Institute of Applied Health Research,
Glasgow Caledonian University, Glasgow, UK

[2]Guys & St Thomas' NHS Foundation Trust, London, UK, Westminster Bridge Road,
London, UK

概述

1. 无论一个人的年龄或健康状况如何，积极的生活方式都能提高独立生活质量。
2. 人们越来越认识到避免久坐行为与促进身体活动一样重要。
3. 许多老年人缺乏参与的信心，而且对运动的益处和风险有所误解。
4. 运动可以改善患有一系列医学病症的老年人的生活质量、身体和心理健康。
5. 执业医生对鼓励老年人运动具有关键作用。
6. 为了改善治疗结果，提高有效性和安全性，患有复杂疾病的老年人应转诊给经过培训的专科医生。

一、定期进行身体活动和锻炼能改善生理和心理健康

研究表明，老年人多多身体活动和锻炼是有好处的（专栏 21.1），现在重点在于促进采取和依从长期活跃生活方式的策略，以及对具体适应证应用的循证干预措施。现在有许多政府和临床指南鼓励执业医生和专业人士促进老年人身体活动和锻炼，推荐一些初级保健的简单建议及动机和行为策略的建议以激励人们变得更加活跃。还有关于跌倒后的运动干预及预防衰弱和功能减退的具体指南，运动转诊系统指南也给予了支持。

专栏 21.1　身体活动和锻炼的定义

身体活动的定义是任何由骨骼肌产生的导致能量消耗的身体运动。

锻炼是有计划、结构化和重复性身体活动的一部分，并且会直接或间接地改善或维持身体健康。

来源：Caspersen 等（1985）。

（一）疾病的预防和管理

在整个生命过程中定期进行身体活动有助于预防老年人常见疾病，包括骨质疏松症、非胰岛素依赖型糖尿病、高血压、缺血性心脏病、脑卒中和多种癌症（图 21.1）。即使在老年时，维持或增加活动对于患病人群保持机体功能和减轻症状也是至关重要的。运动干预是改善健康的具体措施，而相对地，增加身体活动也是心肺疾病、脑卒中、癌症和跌倒后康复计划的主要内容。

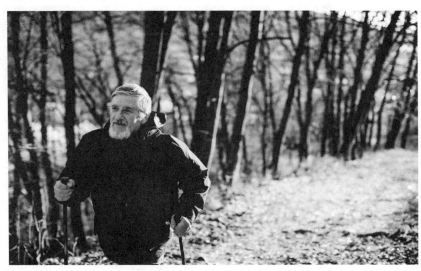

图 21.1　越野行走是一种流行的健身行走方式

来源：Bigstock Photos #62178413。经允许使用。

（二）预防残疾、衰弱和活动受限

定期身体活动不仅在预防或控制疾病中发挥着重要作用，还有助于预防残疾（专栏 21.2）。关键是维持个人的力量、体力和平衡高于机体水平的阈值（图 21.2），即使是最衰弱、最年长的成年人也将受益于分级锻炼训练，以维持或改善功能。由于担心病症或害怕跌倒而避免活动的人们常常出现肌肉萎缩和衰弱的情况，因此，应该将增加参与日常活动和维持肌肉力量的策略视为所有医疗的一部分。

专栏 21.2　身体活动和锻炼的益处

定期身体活动	运动干预
增加睡眠时间和提高睡眠质量	减少对摔倒的恐惧
改善心理健康	增加睡眠时间和提高睡眠质量
提高活力	提高认知速度
提高自主性	改善听觉和视觉的注意力
改善心情	增强信心
减少抑郁	提高执行力

来源：Montgomery and Dennis (2002), Angevaren *et al*. (2008), Liu Ambrose *et al*. (2008), NICE (2013), Kendrick *et al*. (2014), Vagetti *et al*. (2014)。

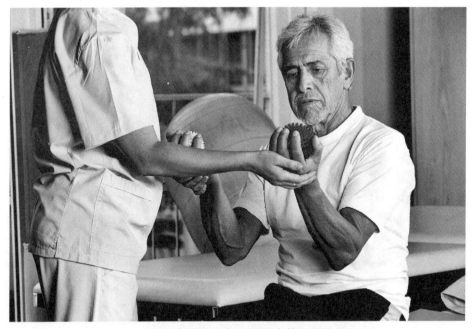

图 21.2　衰弱的老年人需要有技巧的指导
来源：Bigstock Photos ＃ 42291376。经允许使用。

即使是无法独立活动的残疾人也可以受益于坐着的锻炼和运动，以刺激循环，就像乘坐长途飞机旅行的乘客一样。可以通过定期运动来预防粪便嵌塞，降低深静脉血栓和重力性水肿的风险。

人类从 30~40 岁开始衰老，力量、功率（使用肌肉力量的速度）、平衡性和灵活性、耐力和协调性均会下降，但改变的速度具有高度可变性，与遗传因素、早期生活经历和老年生活方式及多种病症的累积有关。肌肉功率比肌肉力量更早且更迅速地下降，肌肉功率是针对老年人功能受限的一个更重要的预测因素。

随着日常工作变得越来越困难或感觉更吃力，大多数人通过改变或避免活动来适应，因此不活动带来的身体机能的急剧下降也会加剧衰老。不管是否跌倒过，对跌倒的恐惧是未来跌倒和活动受限的风险因素，导致功能衰退的风险急剧升高，因此对跌倒的恐惧是行动障碍的早期指标和制定预防措施的目标。

行走时的呼吸困难常不是疾病造成的，而是缺乏锻炼导致的，即使是缓慢步行也需要很大的最大有氧能力。

有大量流行病学证据表明，不活动（即不能满足身体活动指南要求）是功能下降的主要原因之一。久坐行为（每天清醒时间坐着、斜倚或躺着）是一种与不活动不同的行为模式，即使人们达到了身体活动的建议量，久坐行为对健康的影响也是显著的（专栏 21.3）。

专栏 21.3　久坐行为的定义

任何清醒状态下特征是坐姿或斜躺成卧姿，能量消耗 ≤1.5 代谢当量（metabolic equivalent，MET）的行为。

来源：久坐行为研究网格（2012）

久坐行为与衰弱、死亡和慢性健康问题有关，也可能影响功能、生活质量和社会包容性。老年人是人群中久坐时间最长的人，平均每天 80% 醒着的时间（8 ~ 12 小时）花在久坐行为上，因此所有的健康专业人士都应该鼓励老年人多进行站姿的活动，打破长时间久坐的习惯（专栏 21.4）。

专栏 21.4　老年人久坐行为的影响

每天长时间坐着的人跟非长时间坐着的人相比：
· 患高血压、高胆固醇和代谢综合征的可能性增加 1 倍。
· 具有高腰臀比的可能性增加 3 倍。
· 骨质疏松症和肌肉骨骼疼痛的风险更高。
· 生活质量、社会包容性和参与程度较低。
每天看电视的时间每增加 1 小时，患代谢综合征的可能性增加 19%。

住院患者

住院患者尤其容易久坐。平均而言，患者每天只有 70（±50）分钟处于非坐着的状态，其中 70% 用于站立或进行少于 5 分钟的步行。下肢力量很重要，不仅仅是为了确保人们能够轻松地移动，而是为了确保可以独立生活，并且有助于保持核心温度。从椅子上支起的能力（用双手支起）与全因死亡率（考虑到年龄、体重指数和性别）之间也存在很大的关系。因此，应鼓励患者每坐 1 小时就站起来一会，仅通过增加坐姿向站姿转移的次数这一项就有助于改善力量结果。包括运动在内的多学科干预会使患者的出院率增加，也会减少急诊住院的老年患者的住院时间和费用。

缺乏活动是导致跌倒的许多危险因素之一。对跌倒风险增加的另一个担忧是近期研究表明老年人坐在寒冷的房间（15℃）仅 45 分钟就可能导致肌肉力量下降 5%，从坐姿站立起来的速度降低 10%，股四头肌力量会降低且步行速度变慢；同样，在炎热的房间（30℃）里坐 45 分钟，由于血压和步行速度下降，以及直立性低血压的风险升高，也会增加潜在的跌倒风险。

（三）维持功能能力

定期运动能增加和提高力量、功率、平衡、协调、耐力和灵活性，即使 75 岁以上的老人也可以在 12 周的进行性方案中恢复至 20 年前的力量水平，以百分比表示，老年人的改善与年轻人相似。侧重于特定健康要素的不同锻炼方案对于改善脑卒中后的生活功能、生活质量及改善心力衰竭患者的心脏功能（特别是耐力性锻炼）是有效的。渐进性的力量和平衡训练（有效量约 50 小时）在减少跌倒方面是有效的，并且可以通过侧重于营养和力量的训练方案来改善骨骼肌的减少，其效果与年轻成年人相同。增加活动、定期完成、改善睡眠模式、减少关节疼痛可以帮助改善盆底肌肉群，从而提高社会参与度，改善自控能力和减少孤独感。即使是对于最虚弱的老年人来说，运动训练也是有效的。

（四）预防孤独感

除了生理上的改善，身体活动和锻炼为进行社交提供了重要的机会。身体活动和锻炼还能融入社会，帮助患者重新满足情感交流的需要，而这与依赖性及个人护理需求无关。对于许多长期丧亲的老年人来说，接触外界很困难。许多研究集中在团体锻炼在心理上的有益影响上，同伴的支持可以帮助老年人融入群体，课余时间内团体成员之间活动的增加，会减少焦虑、抑郁和对跌倒的恐惧。拥有"任何时候想做什么就能做"的力量和能力是积极活动的生活方式的重要结果。

二、提供建议和机会

（一）什么类型的活动?

为了帮助维持功能和健康，身体活动建议应着重确保每个人都能有各种各样的选项，以便继续挑战其他锻炼项目。任何改善老年人适应能力的锻炼方案都应以适应性和渐进性的方式进行，包含所有对良好功能性能力至关重要的体适能组合部分（如耐力、柔韧性、力量、功率、平衡和协调）。老年人选择的活动类型通常会反映他们的人生经历和兴趣爱好。许多老年人由于以前经常走路，所以开始时会选择以走路的方式进行锻炼，这是一个很好的开始，但是行走不足以显著提高力量和平衡，除非轻快行走，否则不太可能提高耐力或改善骨骼健康。事实上，单独以轻快行走作为运动干预措施可能是不安全的，由于疲劳会导致平衡不佳，不建议有跌倒史的老年人轻快行走。

许多人喜欢游泳或骑自行车，但重要的是应考虑活动是否包括维持独立所必需的各种体适能组合成分：我们经常忽略力量和平衡性活动。肌肉力量锻炼应该集中在主要肌肉群上，通过最大限度的无痛运动范围进行训练。一个规划良好的一般健身课程应该包括负荷骨骼，训练盆底肌和姿势肌，练习功能性运动，增强个人意识和平衡能力（图 21.3）。

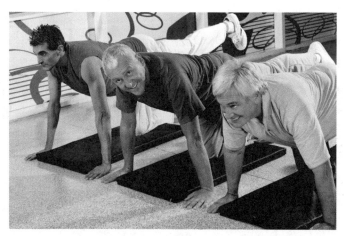

图 21.3　地面操对于减少对跌倒的恐惧很重要

来源：Bigstock Photos #31718087。经允许使用。

可以任何形式使用自重或额外阻力加强活动，例如，重复缓慢坐立或者脚踝使用沙袋或阻力带，强度应为能"感觉到肌肉"越来越热，或许有点颤抖，第 2 天能感觉到锻炼肌肉后的酸痛感（图 21.4）。通过这种方式，锻炼者可以知道这个练习是有训练效果的。平衡性挑战的运动形式多样，包括跳舞、太极或在厨房台面旁边一条腿站立（图 21.5）。

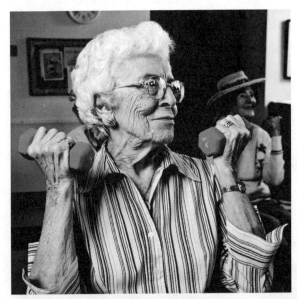

图 21.4　力量训练对于防止骨骼肌的减少很重要
来源：iStock # 000010210903。
经允许引自：iStockphoto.com。

图 21.5　太极可训练平衡和下肢力量
来源：Bigstock Photos #12054425。
经允许使用。

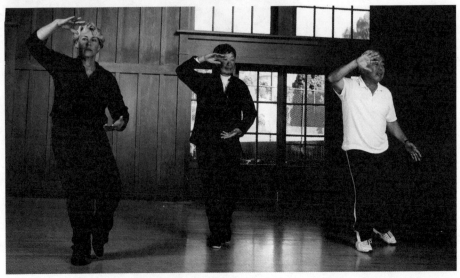

（二）多少运动量才足够？

英国 4 位首席医疗官（Chief Medical Officer，CMO）发布了关于老年人健康体育活动的指南。中等强度的活动使人们感到"舒适地挑战，比正常情况下感觉热，稍微有点气喘"（但仍然可以对话），具体的运动强度会根据不同的健康和疾病情况而有所不同，但是应该鼓励进行中等强度的活动，因为老年人常常避免参与导致他们气喘吁吁、心跳加快的活动，而且想要了解这些活动的价值。CMO 们还强调了应避免久坐，并应增加每周至少 2 次力量训练和平衡性锻炼（专栏 21.5）。对于能够独立活动的老年人来说，建议进行强度更大的活动，但是对于较虚弱的老人来说，每天活跃程度和是否参与锻炼，应由专业指导员进行监督和指导，这对于促进独立生活至关重要。即使是那些依赖轮椅或卧床的老年人也能在活动中受益以促进循环，而且定期练习和训练移动技能可以帮助降低深静脉血栓、便秘和跌倒的风险。阻碍老年人参与活动的原因之一是许多虚弱的患者错误地认为他们的习惯性活动水平是足够的，更多的活动对他们的疾病恢复不利。

专栏 21.5　英国身体活动指南——给老年人的每周建议

· 每周至少 150 分钟的中等强度有氧活动，或至少 75 分钟的高强度有氧活动，或类似组合。

· 有氧活动应至少持续进行 10 分钟。

· 为获得额外的健康益处，可以进行最高 300 分钟的中度强度或 150 分钟的高强度有氧活动，或类似组合。

· 具有跌倒风险的人应该进行 2 天或以上的平衡性锻炼。

· 应该进行 2 天或以上的肌肉加强活动。

· 避免白天久坐。

· 如果老年人由于健康状况而无法做推荐量的身体活动，那么应该尽可能地活动身体。

来源：（英国）卫生部（2011）。

（三）团体锻炼还是单独锻炼

虽然有许多有效的家庭锻炼方案，特别是在预防跌倒方面，但由于没有持续的支持，往往缺乏坚持进行家庭锻炼的动机，因此人们会停止锻炼。团体锻炼经常促进团队凝聚力，同伴支持、新朋友友好竞争都使有效性、长期依从性和进展更加有保证（图 21.6）。经过训练的运动指导员在培养团队凝聚力、自我效能感和锻炼动机方面的作用众所周知，当指导员用更激动和热情的方式与老年人进行交流时，参与者的享受度和依从程度将会更高。训练和规范锻炼可以提高这些重要教练的素质。老年人可能担心锻炼时会伤到自己，如果他们知道教练受过充分培训会更有信心。

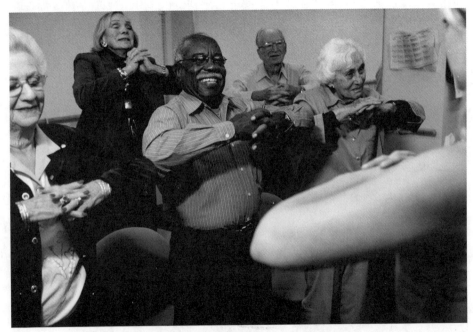

图 21.6　团体锻炼有助于激励老年人并使其坚持锻炼
来源：Bigstock Photos # 27574373。经允许使用。

（四）安全

损伤的预防是重中之重。即使是僵硬和轻微过度使用导致的损伤也会降低老年人的享受度和依从性。具有指导老年人锻炼资格的教练应提供充分的热身，选择安全的锻炼和运动模式，定期监测姿势标准程度，选择合适的锻炼强度、适当的放松运动和伸展都是良好锻炼的主要内容。熟练的演示、观察和纠正及课堂管理是确保安全的关键，对于单独进行锻炼和活动的人而言，缓慢地开始、谨慎地进展及感受自己的身体，才能使身体在不受伤的情况下以最安全的方式得到改善。Cochrane 评估有各种医学疾病的人进行锻炼的情况，结果显示除了旨在防止跌倒的锻炼之外，最常见的不良事件是跌倒。因此，还应特别注意考虑支持的选择、难度分级的进展及避免过度疲劳。有理疗师、锻炼专科医生的一对一康复课程和具有专业资格的教练（即"锻炼专科医生登记"第 4 级）上的团体课程，可以确保患有各种不同医学疾病的老年人通过有效的运动干预措施获得安全有效的进展。

医疗作用

2013 年，英国国立临床规范研究所（NICE）指南呼吁初级保健执业医生应行动起来，为所有患者提供促进身体活动的简单建议（专栏 21.6）。

专栏 21.6　促进身体活动的 NICE 建议

· 识别不常活动的成年人
· 提供简单的建议
· 随访简单的建议
· 试行过程中纳入简单的建议
· 支持简单建议的系统
· 支持简单建议的信息和训练

来源：NICE（2013）。

老年人，特别是患有慢性病的人对全科医生的拜访率相对较高，这为提供相关锻炼的建议创造了机会，接受医生建议的老年人比没有获得建议的进行了更多的中等至高强度的活动。提供具体的身体活动建议、行动计划和某种形式的随访是促进老年人进行和坚持锻炼的重要因素，这一点已经在身体活动方案和锻炼干预中得到证实。此外，医生应鼓励其他医疗保健团队成员帮助推进坚持锻炼的方法，掌握技能和知识来识别阻碍并增加老年人的动力。有专门针对老年人需求的指南（专栏 21.7）。

> **专栏 21.7   医疗转诊责任**
>
> 建议开始锻炼时，医生有以下责任：
> · 评估个人是否有意愿开始参与活动或锻炼，并按照指示给予简要的干预。
> · 探讨诸如使人为难的事、安全性和实用性等问题。
> · 根据患者具体的健康相关目标和可实现的获益情况制订个性化方案，同意患者转诊，并安排对进展情况进行评价。
> · 确定相关的医学疾病，并确保所有药物准确传达给锻炼指导员，并突出强调任何可能影响锻炼安全性的病症（如心绞痛易感性、气短、心律失常、关节疼痛和意识模糊）或药物（如抑制疼痛、出现与锻炼强度无关的心动过缓或直立性低血压易感性增加）。
> · 要优化任何限制锻炼病症的治疗，患者有可能已经将症状限制正常化，而没有主诉这些限制症状。
> · 教育进行锻炼者识别早期症状，说明该锻炼方案可能在某种程度上不太适合他们（如识别和重视骨关节炎相关的疼痛、僵硬或肿胀）。但也有必要强调有些症状是正常的，例如，应该告知具有可控性心力衰竭病史的患者，锻炼时呼吸加剧是正常的，但能引起呼吸急促的运动量下降是异常的。
>
> 来源：（英国）卫生部（2001）。

（五）建议什么，给谁建议？

虽然没有明确证据可以为所有老年人群建立一个综合模型，但是有足够的证据证明存在可以适用于所有人的一般预防方法和适用于一些人的更具体的干预措施。应将身体活动视为治疗慢性阻塞性肺疾病（chronic obstructive pulmonary disease，COPD）或糖尿病等所有慢性病的一部分，但是现在应该将身体活动加入衰弱的鉴别和治疗中。老年病学专家、全科医生、治疗师、护士和慈善机构"老年英国"（AgeUK）形成的伙伴关系已经制定了共识，将在社区环境中实施（英国老年医学协会）。

慢步态速度是推荐的评估衰弱的指标之一，是发生残疾的预测因素。自我报告的行走速度是合理的指示，识别早期功能改变和通过增加身体活动探讨更好的反应，可能是一个良好的开端，而不是通过限制活动来适应不良反应。

尽管在实现运动的采纳和依从性方面存在挑战，但是根据 20 项随机对照试验（其中包括 1378 名受试者）进行的综述显示出的一致证据表明，集中的身体康复训练可以增加移动性，当长期实施时也可改善痴呆患者的身体机能。

大多数全科医生或专科医生对特定锻炼或活动的个性化处方提出建议的能力不如经过培训的教练，但仍然会起到至关重要的作用。锻炼课程的管理和指导团队，或运动医生，或两者均有责任管理、设计和实施方案。应该向转诊医生保证（如通过试行）指导锻炼的人能够进行适当的培训和持续的专业发展。

三、致谢

本章内容基于在前一版本中阿奇·扬教授（已退休）和苏茜·迪南（已退休）2005 年撰写的章节，他们在该领域最初的工作、研究和知名度是本更新章节的基石。

四、相关声明

Dawn A.Skelton 是机构 "老年生活训练"（Later Life Training）的负责人。

延伸阅读

1. British Geriatric Society Best Practice Guide. *Physical activity in older age*, BGS Website, 2010. Available from http://www.bgs.org.uk/index.php/topresources/publicationfind/goodpractice/1116−bpgphysicalactivity [accessed January 2015].

2. British Geriatrics Society. *Fit for frailty parts I & II*. http://www.bgs.org.uk/index.php/fitforfrailty-2m [accessed January 2015].

3. British Heart Foundation National Centre for Physical Activity and Health. *Interpreting the physical activity guidelines for older adults and other resources*. Available from http://www.bhfactive.org.uk/older-adults-resources-and-publications-results/39/index.html [accessed January 2015].

4. Clegg, A., Young, J., Iliffe, S., Rikkert, M.O. & Rockwood, K. (2013) Frailty in elderly people. *Lancet*, 381 (9868), 752–762.

5. Department of Health. *Start Active, Stay Active:A Report on Physical Activity for Health from*

the Four Home Countries' Chief Medical Officers. Department of Health, Physical Activity, Health Improvement and Protection, London, 2011. Available from https://www.gov.uk/government/publications/start-active-stay-active-a-report-on-physical-activity-from-the-four-home-countries-chief-medical-officers [accessed January 2015].

6. Dinan, S. (2001) Exercise for vulnerable older patients. In:Young, A. & Harries, M. (eds), *Exercise Prescription for Patients*. Royal College of Physicians of London, London.

7. NICE. PH44: *Physical Activity: Brief Advice for Adults in Primary Care*. National Institute of Clinical Excellence, 2013.Available from: https://www.nice.org.uk/guidance/ph44 [accessed January 2015].

8. Nelson, M.E., Rejeski, W.J., Blair, S.N. *et al.* (2007) Physical activity and public health in older adults: recommendation from the American College of Sports Medicine and the American Heart Association. *Medicine and Science in Sports and Exercise*, 39 (8), 1435–1445.

9. Owen, N., Bauman, A. & Brown, W. (2009) Too much sitting: a novel and important predictor of chronic disease risk? *British Journal of Sports Medicine*, 43, 81–83.

第五篇

营养和兴奋剂

第 22 章　营养、能量代谢和机能补充剂

Clyde Williams

School of Sport, Exercise and Health Sciences, Loughborough University, Loughborough, UK

概述

1. 营养对健康和体育运动的作用
2. 理解能量平衡原理的重要性
3. 运动中能量代谢的基本要素
4. 训练和比赛的营养策略
5. 补充剂的类型和功能

一、引言

营养在训练和比赛中的支持作用现已被广泛接受。但是，一直以来大众都认为"机能补充剂"是一个神话，能够使运动员刻苦训练、快速恢复，并且能比对手获得更优秀的成绩。寻求这样"速效补充剂"的辅助，会掩盖常见食品对健康和运动表现的重要性和基本作用。运动员的首要和最重要的营养需求是平衡的饮食，由种类繁多、数量充足的食物组成，以弥补运动员的能量消耗，因此运动员应该采用营养进食策略来确保成功地训练、比赛和恢复，这会比运动员根据自己的食欲和对有效饮食的看法自行决定饮食更有帮助。

二、营养

健康专业人员建议饮食中应包含各种各样的食物，其中约 50% 的能量来自碳水化合物（CHO），15% 的能量来自蛋白质，其他由脂肪提供（避免大量的饱和脂肪）。耐力运动员的饮食通常符合健康饮食的建议（图 22.1 和图 22.2），女性长跑运动员的每日能量摄入量约为 2000 kcal，而该样本中的男性长跑运动员的能量摄入量为 3220 kcal。尽管长跑运动员的饮食中营养素的比例相似，但吃掉的食物量有显著差异（图 22.1 和图 22.2）。两组运动员均保持较低体重，避免体重的增加对运动表现产生不利影响。女性长跑运动员尤其如此，每天的能量摄入量与普通人并无差异，即每天 2000 kcal。但是她们保持着较低的体重，会通过消耗高碳水化合物和低脂肪的饮食来保证可以进行每周高达 100 英里训练的能量（图 22.1）。

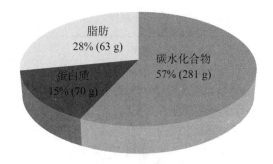

图 22.1 女性长跑运动员（*n*=58）的每日能量摄入量为 2000 kcal，能量来源分布

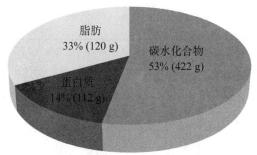

图 22.2 男性长跑运动员（*n*=55）的每日能量摄入量为 3220 kcal，能量来源分布

（一）营养素

碳水化合物。面包、土豆、大米和面食是我们日常饮食中常见的碳水化合物，其他提供碳水化合物的食物为蔬菜根茎（如欧洲萝卜、红萝卜、大头菜、胡萝卜和甜菜根），以及香蕉、苹果和梨等水果。过去，碳水化合物的分类被认为是简单的或复杂的，但是，现在根据摄入标准量（50 g）的碳水化合物后血糖的升高程度及摄入等量葡萄糖后血糖的升高程度，将碳水化合物进行更实用的分类。因此，根据其血糖升高程度将碳水化合物分为高升糖指数食物（high glycaemic index，HGI）或低升糖指数食物（low glycaemic index，LGI）（表 22.1），LGI 食物具有高纤维含量，因此它们的消化吸收比低纤维量的 HGI 食物更慢。食用 LGI 食物后，血浆胰岛素的升高程度低于食用简单的碳水化合物后的，因此脂肪动员和新陈代谢的抑制明显减弱。

表 22.1　升糖指数 GI

高	中	低
葡萄糖	全麦面包	果糖
蔗糖	意大利面	酸奶
甘蔗	玉米	花生
枫糖浆	燕麦	豌豆
玉米糖浆	橙子	豆子
蜂蜜	葡萄	苹果
玉米片		桃子
葡萄干		梨
白米		无花果
白面包		牛奶

　　蛋白质。虽然成人蛋白质推荐摄入量为每日 0.8 g/kg，但这是维持成人健康所需的最低摄入量，对于儿童、孕妇和运动员来说，这个推荐量过低。对活跃的人们和运动员来说，最佳剂量为每日 1.5～1.8 g/kg。生物价值高的蛋白质（如肉类、鱼类和蛋类）含有所有必需氨基酸，人体用这些氨基酸来合成身体需要的大量蛋白质。我们必须从饮食中获得 8 种必需氨基酸，而剩下的 12 种氨基酸在饮食中无法获得，可以在体内合成。对大多数人来说，晚餐提供了我们每日需要的大部分蛋白质，但是，为达到最佳的同化作用，运动员应该把每日蛋白质摄入量分散至包括零食在内的所有膳食中。

　　脂肪。脂肪以甘油三酯的形式储存在脂肪组织细胞中，分布在皮下和身体深处。一些脂肪以甘油三酯小滴的形式储存在骨骼肌中。并不是所有的膳食脂肪都会增加健康风险（如升高血浆胆固醇）。油性鱼类（如沙丁鱼、鲭鱼和鲑鱼）中的脂肪有益健康，例如，ω-3 脂肪酸参与构成神经纤维，也是其他组织的重要组成成分。除了作为食品能量的集中来源之外，脂肪还可以为身体提供脂溶性维生素 A、维生素 D、维生素 E 和维生素 K。

（二）微量元素

　　维生素和矿物质有助于保持新陈代谢的有效运行。维生素和矿物质可以由多种饮食提供，只需要微量，便足以支持人体的日常活动。最有可能出现微量元素缺乏的人是那些为了达到和保持低体重而吃得太少的运动员，他们以此保持参与较低的体重类别比赛或提高他们的功率质量比。

三、能量平衡

当从饮食中获得的能量与能量消耗相匹配时，我们处于能量平衡状态，表现为稳定的体重。能量摄入超出消耗会导致多余的能量以脂肪和碳水化合物的形式储存起来；反之，当摄入能量少于每日的消耗时，人体会用脂肪和碳水化合物储备来弥补不足。由于饮食过度和饮食不足中的波动与日常能量消耗有关，可以在几天内实现能量平衡，连续几天的稳定体重是相对较好的能量平衡指标。

$$能量摄入 = 能量消耗 \pm 能量储存$$

我们的日常能量消耗并不是简单的身体活动的结果，而是包括维持所有身体功能所消耗的能量，包括进食、消化和吸收膳食所消耗能量。维持所有支持生命的生理功能所需的基础能量通过测量人体完全静息时的代谢率来确定。基础代谢率（basal metabolic rate，BMR）取决于人们的性别、年龄、身高和体重，约占日常能量消耗的 60%，如图 22.3 所示为一位 70 kg 的男性每日能量消耗分布。除 BMR 外，还有身体活动的代谢成本（运动热效应，thermic effect of exercise，TEE）及消化和吸收膳食（进食的热效应，thermic effect of feeding，TEF）的能量消耗，后者约占每日摄

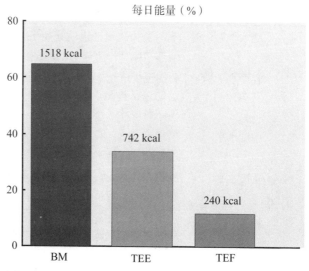

图 22.3　70kg 男性的能量摄入和能量消耗，每天消耗 2500 kcal。TEE：运动的热效应；TEF：进食的热效应

入量的 10%。实际操作过程中由于早晨测定 BMR 不方便，所以可以测量静息代谢率（resting metabolic，RMR）。可以用以下的公式计算出 BMR 的估计值。

女性（BMR）= 655 + 9.6 × 体重（kg）+ 1.8 × 身高（cm）− 4.7 × 年龄（岁）

男性（BMR）= 66 + 13.7 × 体重（kg）+ 5 × 身高（cm）− 6.8 × 年龄（岁）

已知 BMR 有助于估算出每日能量消耗的总额，如下：

能量消耗 = BMR × 身体活动水平

身体活动水平（physical activity level，PAL）不太容易评估，因为需要对我们所有日常活动进行"时间和动作"的分析。然而，用 Harris Benedict 公式计算出的 PAL（表 22.2），乘上 BMR 可以估算出每日的能量消耗。应该强调的是活动的水平高于和超出了日常生活所需的水平。身体活动很少的人 PAL 为 1.2，而每天训练至少两次的运动员的 PAL 为 1.9。"大满贯赛"的专业骑行者在大部分比赛日中可以维持相当于 5 × BMR 的代谢率。

表 22.2 Harris Benedict 活动因数

活动	描述	PAL 因数
低水平	基本上为久坐，也就是超出日常生活所需的额外活动很少。	1.2
轻度水平	每周至少进行 1 ~ 3 次 20 分钟的剧烈运动。运动包括慢跑、骑车、游泳、足球、曲棍球、橄榄球。	1.375
中度水平	每周至少 3 ~ 4 天，进行 30 ~ 60 分钟的剧烈运动，包括上面列出的运动。	1.55
重度水平	每周至少 5 ~ 7 天，进行 60 分钟或以上的剧烈运动，包括上面列出的运动。	1.7
极度水平	过度活动，如运动员在每周的大部分时间参与繁重的训练，至少每天 2 次。	1.9

当体重恒定的时候，估算的每日能量消耗反映了个人的能量摄入。根据能量摄入的近似值，可以规定每日食物摄入量的组成。根据碳水化合物

（4 kcal/g）、蛋白质（4 kcal/g）和脂肪（9 kcal/g）的能量当量，可以将能量摄入转化为饮食中大量营养素的量。利用上述信息可以修改饮食结构，例如，在不改变总能量摄入的情况下增加碳水化合物的含量。

只有当我们处于"负能量平衡"时才能实现减重，减去 1 kg 的体重需要消耗掉相当于 7000 kcal 的热量。减少食物摄入和增加能量消耗，即使是少量调整也可以帮助成功减重，例如，每日能量摄入减少 250 kcal，持续 1 个月帮助人们减重约 1 kg，这些方法是可持续进行的，因此如果需要，运动员可以持续减去更多的重量。一个注意事项是当体重减少 1 kg 时，其中约 25% 是瘦肉组织。

四、能量代谢

能量产生的主要来源是碳水化合物和脂肪。碳水化合物以葡萄糖聚合物（糖原）的形式储存在肝脏和骨骼肌中（图 22.4），储存 1 g 糖原需要约 3 g 水。肝糖原为脑代谢提供葡萄糖，同时也补充运动中肌糖原的代谢（图 22.5）。骨骼肌中平均糖原浓度约为 13 g/kg，骨骼肌约占体重的 40%。所以骨骼肌的糖原含量约为 360 g，供给能量约 4 kcal/g（16.7 kJ/g）。因此，骨骼肌糖原的能量当量约为 1440 kcal（6019 kJ）。另外，成年人肝脏重约 1.8 kg，含有 90～100 g 的糖原，所以，人体储存的碳水化合物的能量当量相当于约 2000 kcal。

脂肪以甘油三酯的形式储存在脂肪组织细胞和骨骼肌中，是长时间运动的主要能源。脂肪在体内完全氧化产生的能量为 9 kcal/g（37.6 kJ/g），因此平均 70 kg 的男性（15% 身体脂肪）有约 94 500 kcal 的能量储存为脂肪。因此，以碳水化合物的形式储存起来的能量只有以脂肪形式储存的可用能量的约 2%。

经过几分钟的次极限运动后，氧气的输送满足了氧气的需求，使脂肪和碳水化合物氧化，以支持肌肉收缩所需的能量（三磷酸腺苷，ATP）。然而，物质相对贡献取决于许多生理条件，第一是运动强度以个人的最大摄氧量

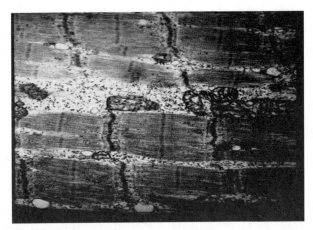

图 22.4　人体骨骼肌的电子显微照片（单个肌纤维内），在长时间的次极限运动达到疲劳程度之前，静息状态下经皮穿刺活检股外侧肌获得。肌原纤维之间和内部的黑点是糖原颗粒；线粒体存在于肌原纤维之间。虽然不像糖原颗粒那么多，但是也可见清晰的甘油三酯液滴

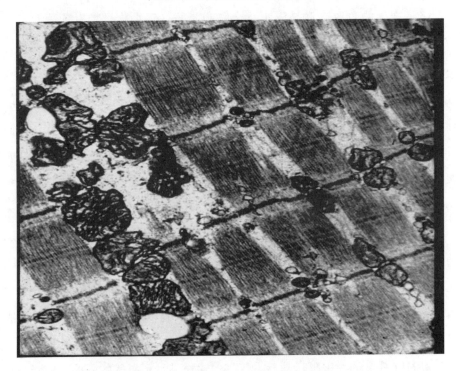

图 22.5　人体骨骼肌的电子显微照片（单个肌纤维内），在长时间的次极限运动达到疲劳点时，经皮穿刺活检股外侧肌获得。肌原纤维之间和内部的黑点是糖原颗粒；线粒体存在于肌原纤维之间。虽然不像糖原颗粒那么多，但是也可见清晰的甘油三酯液滴

（VO_{2max}）为标准。在相对低的运动强度下（<50%VO_{2max}），脂肪是主要能源，碳水化合物代谢供能仅起到很小的作用。随着运动强度的增加，碳水化合物代谢供能具有更大的作用：肌糖原储存耗尽时，就会出现疲劳状态。然而，运动期间不仅限于肌糖原氧化供能，在长时间运动中，肝糖原氧化供能作用不断增加，促进肌肉代谢。

在冲刺过程中，运动表现的限制性因素是肌肉细胞内 pH 值的降低。在冲刺过程中糖原分解对能量产生具有重大作用，由于乳酸的产生和解离导致氢离子蓄积。以最大速度进行反复冲刺的能力不仅取决于肌肉 pH 值严重下降的延时，还取决于在冲刺之间肌肉快速重新合成磷酸肌酸（phosphocreatine, PCr）以进行低能量储备的能力（见后文）。

五、营养策略

（一）运动前

认识到碳水化合物在能量代谢中的重要作用后，人们就开发出增加运动前肌糖原储存的营养策略。最有效和最易接受的碳水化合物存储方法是减少比赛前 3 ~ 4 天的训练，并增加每餐含碳水化合物食物的摄入量。在非常繁重的训练之后，每千克体重摄入 9 ~ 10 g 碳水化合物足以补充肌糖原和肝糖原储备，为后一天的繁重训练或比赛做准备。在运动前 3 ~ 4 小时进食易消化的高碳水化合物膳食主要有助于增加肝糖原的储存，也会增加肌糖原的储存。

（二）运动中

在长时间运动中，即使在肌糖原耗尽之前，脱水也会导致出现疲劳。在长时间运动中饮用精心配制的碳水化合物——电解质溶液（运动饮料）有助于预防严重的脱水，并可以帮助工作肌肉中碳水化合物的代谢。以每小时约 60 g 的速率摄入能提供碳水化合物的运动饮料可有效地提高耐力。运动员应该将他们的饮水量与出汗程度相关联，也就是说，大量出汗的时候须比出汗少的时候饮用更多液体。摄入过量的水会稀释血钠浓度（低钠血症），造成严重的健康问题。因此，"只有在出汗很多时才喝很多水"是既简单又最安全的方法。

（三）运动后

恢复速度取决于肌糖原的恢复速度和液体平衡的恢复速度。在运动后的前几个小时糖原再合成是最快的，因此运动后立即摄入碳水化合物可以利用糖原合成的快速期。摄入运动饮料是为糖原合成提供碳水化合物的简便方法，正如食用 HGI 零食一样。补充碳水化合物的最佳量约为 1 g/kg 体重，这相当于 1 L 的运动饮料中应含有 6%～7% 的碳水化合物。另外，在下一餐之前每小时摄入 50 g 碳水化合物也是一种有效的营养策略，可帮助实现糖原的快速补充。

蛋白质合成和分解之间处于持续动态平衡状态，在阻力训练后的恢复过程中，蛋白质的合成是最快的。运动后摄入含有所有必需氨基酸的食物，可增强在骨骼肌恢复中增加蛋白质的合成。乳清蛋白具有形成新蛋白质构建基团的所有必需氨基酸。牛奶中的乳清蛋白是必需氨基酸的优质来源。因此，由于其乳清含量较高，牛奶已被证明是运动后有效的蛋白质补充剂。

六、补充剂

有很多的补充剂声称具有增进机能的效果，但只有少量可接受的研究证据可以用来支持这一观点。可以增进机能的补充剂可根据其功能分为四类：①纠正膳食缺乏、不足的营养补充剂；②可以方便地获得额外能源的浓缩食品补充剂；③"代谢增强剂"；④作用于中枢神经系统及外周组织的兴奋剂类补充剂。

（一）营养补充剂

为了达到或保持低脂肪量，进食不足（节食）的运动员至少会存在营养不足的风险，严重时会存在营养缺乏。缺铁性贫血（血红蛋白 <120 g/L）相对较容易检测，这不是指无贫血的缺铁状况。因此，对持续性疲劳运动员的健康检查应包括评估铁缺乏（血清铁蛋白：<20.0 μg/L）。补充铁剂以提供营养"急救"，直至改变膳食来纠正这一状况。

（二）硝酸盐

食用富含硝酸盐的食物（如菠菜、莴苣和甜菜根），通过一氧化氮（NO）合成酶途径增加血浆中的亚硝酸盐。血浆一氧化氮的增加对心血管系统和肌肉代谢均有益处，例如：①降低血压；②增加肌肉血流量；③增加葡萄糖摄取量；④提高细胞能量生产的效率。上述作用降低了次最大运动强度下跑步时的氧气消耗，并可以提高骑行、跑步和赛艇的运动表现。在运动前食用浓缩的甜菜根汁 5 ～ 6 天是最常见的提高血浆亚硝酸盐浓度的方法。

（三）原料补充剂

一水肌酸

肌酸存在于肉类和鱼类中，1 kg 肉内的肌酸含量为 1 g。肌酸是 PCr 的一部分，是人体的"启动能源"（图 22.6）。例如，在运动开始时，ATP 的有氧生产有延迟，因此能源主要由磷酸肌酸和糖原降解来提供。在

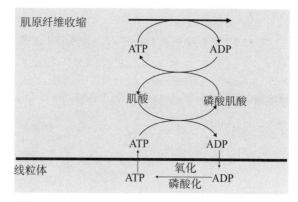

图 22.6 肌酸代谢。肌酸有助于磷酸肌酸的再合成机制和之后的 ATP 再生机制

一系列最大速度冲刺期间，每次冲刺之间恢复不超过 30 秒，功率输出会由于 PCr 再合成时间不足而降低。肌酸补充剂增加其浓度和骨骼肌中的 PCr 储存。补充后，多次冲刺时功率输出的下降速度比补充前低。一水肌酸的有效剂量为每天 20 ～ 30 g，运动或比赛前连续补充 5 ～ 6 天。肌酸补充剂可以改善跑步和骑行时的冲刺状态，然而低剂量补充剂也会提高优秀游泳选手在间歇训练中的表现（图 22.7）。注意由于细胞外液的增加，补充肌酸几天之后的体重会增加。

（四）增加代谢的补充剂

增加碳酸氢盐

在短暂的冲刺过程中，糖原分解会增加乳酸和氢离子浓度，降低细胞 pH

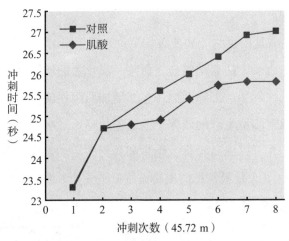

图 22.7　肌酸补充剂（每天 9 g，连续服用 5 天）对 90 秒短程游泳表现的影响
（8 × 45.72 m）

来源：Adapted from Peyrebrune *et al.*, 1988 "The effects of oral creatine supplementation on performance in single and repeated sprint swimming"。经 Taylor & Francis Ltd 许可转载 (http://www.informaworld.com)。

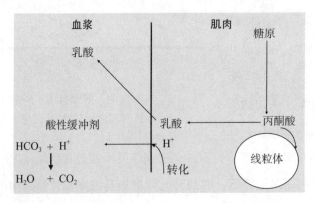

图 22.8　碳酸氢盐代谢。氢离子在肌肉纤维中的转移过程

值（图 22.8）。肌肉细胞中酸性产物与疲劳产生有关。通过运动前摄入碳酸氢钠溶液来增加血液的缓冲能力，可以增加短时间内进行短暂高强度运动的能力。普通剂量的碳酸氢盐约为 300 mg/kg 体重，在运动前 1 小时或更早摄入。更高的剂量易导致胃肠道紊乱，有些人还会出现恶心和腹泻的症状。增加的血液缓冲能力促进了氢离子从肌肉细胞中的快速转移，因此有助于将细胞内 pH 值更快地恢复为运动前的水平。运动前增加碳酸氢盐的摄入可以提高中长

跑运动员，以及 50 米精英游泳运动员在冲刺期间的表现。

（五）β-丙氨酸

如前面所述，持续高强度运动的局限性因素之一是快速糖酵解导致的氢离子激增，以满足三磷酸腺苷生成的高需求。在骨骼肌中，生理缓冲剂有助于防止细胞 pH 值不可逆的降低。肌肽是主要的细胞内缓冲剂之一，在快速抽搐的肌纤维中含量更高。高强度运动中，大量参与的快速抽搐纤维几乎完全通过糖原分解产生 ATP，伴随着氢离子的快速产生。β-丙氨酸有助于提升肌肉内肌肽的含量。补充 4 周后，可以在持续 1~4 分钟的短暂高强度活动中提高运动能力。早期研究报告显示，一些受试者在服用补充剂后，出现了感觉异常的副作用，但缓慢释放的 β-丙氨酸不会出现这种情况。

（六）肉碱

运动中脂肪酸氧化的增加使有限的肌糖原储存减少。肉碱是肉碱脂酰转移酶 I 的一种底物，是脂酸转移到线粒体氧化的重要载体。认识到肉碱在脂肪氧化中起到中心促进作用，然后在膳食中补充肉碱，长期以来被认为是一种潜在的机能增进辅助手段。例如，补充 2 g 左旋肉碱和 80 g 碳水化合物（刺激胰岛素释放，促进肉碱易位），每天 2 次，连续 24 周可使肌肉肉碱含量增加 20%，提高代谢效率和运动表现。在高强度运动期间，线粒体肉碱浓度的增加也有助于实现糖酵解、丙酮酸脱氢酶复合物和线粒体通量更好的匹配，从而降低无氧能量的产生并提高运动能力。

（七）咖啡因

以浓咖啡形式或片剂形式摄入咖啡因以增加脂肪组织细胞中脂肪酸的利用。但是咖啡因对中枢神经系统的影响远远大于脂肪细胞本身，可以帮助提高高强度运动的耐受性，甚至小剂量的咖啡因也具有明显的机能增进效应。一旦出现脱水症状，就应停止应用。即使国际奥委会不再禁用咖啡因，在使用这种机能增进辅助剂时也应该非常小心，因为从健康和运动表现的角度来看，"补充更多不一定意味着效果更好"。

七、总结

体育和运动的参与者应该均衡膳食，包括食用种类繁多的食物来满足能量消耗和保持良好的健康状态。随着训练负荷（强度和持续时间）的增加，运动员应该摄入更多的碳水化合物，同时努力保持能量平衡以避免脂肪增加。以战略性方式应用常见食物将会支持和增强对训练的反应，尽管机能增进剂有助于提高运动表现，但是它们往往与所参与的运动类型有关。无论如何，精心策划的营养策略可以用于支持结构良好的个人训练计划。

延伸阅读

1. Burke, L.M., Hawley, J.A. & Wong, S.H. (2011) Carbohydrate for training and competition. *Journal of Sports Sciences*, 29 (S1), S17–S27.

2. Jeppesen, J. & Kiens, B. (2012) Regulation and limitations to fatty acid oxidation during exercise. *The Journal of Physiology*, 590 (5), 1059–1068.

3. Jeukendrup, A. & Gleeson, M. (2010) *Sport Nutrition*, 2nd edn. Human Kinetics, UK.

4. Loucks, A.B., Kiens, B. & Wright, H.H. (2011) Energy availability in athletes. *Journal of Sports Sciences*, 29 (S1), S7–S15.

5. Maughan, R.J., Greenhaff, P.L. & Hespel, P. (2011) Dietary supplements for athletes: emerging trends and recurring themes. *Journal of Sports Sciences*, 29 (S1), S57–S66.

6. Peyrebrune, M., Nevill, M., Donaldson, F. & Cosford, D. (1998) The effects of oral creatine supplementation on performance in single and repeated sprint swimming. *Journal of Sports Sciences*, 16 (3), 271–279.

7. Phillips, S.M. & Van Loon, L.J.C. (2011) Dietary protein for athletes: from requirements to optimum adaptation. *Journal of Sports Sciences*, 29 (S1), S29–S38.

第23章 体育运动中的药物

Roger Palfreeman

Sport and Exercise Medicine, Claremont Hospital, Sheffield, UK

概述

本章描述了体育运动中的药物。读完本章内容，读者将会理解以下内容：

1. 反兴奋剂机构及其职权范围
2. 任何时候都禁止的药物（比赛中和比赛外）
3. 任何时候都禁止的方法（比赛中和比赛外）
4. 仅在比赛中禁止的药物和方法
5. 运动员生物护照（athlete biological passport，ABP）

一、引言

在本书的前一版中提到了 1998 年环法自行车赛的兴奋剂丑闻，在法国当局长时间的卧底监视下，发现了大量的兴奋剂。

在这一版本中我们可以从另一个重要的兴奋剂丑闻开始本章。2013 年，兰斯·阿姆斯特朗，7 次的环法自行车赛冠军，也是有史以来最成功的运动员之一，最终承认在他的职业生涯中使用了提高运动表现的药物，这是多年来外界热衷推测的话题。然而，最强有力的证据并非来自反兴奋剂测试，而是来自其前同事提供给美国反兴奋剂机构（United States Anti-Doping Agency，USADA）的证词。在阿姆斯特朗的职业生涯中，接受过频繁的测试，从没有出现过阳性结果。

世界反兴奋剂机构（World Anti-Doping Agency，WADA）成立于 1999 年，职责是通过与各国政府、公共机构和其他有关机构（如国际体育联合会、国家反兴奋剂组织和国际奥林匹克委员会）合作协调全球的反兴奋剂行动。WADA 每年公布一份违禁药物名单，其中会将新型兴奋剂的使用情况纳入考量。此外，还有单独的监测程序，即当运动员提供样品时，还会测试可能的误用药物。这些结果不是用来制裁运动员的，而是通报 WADA 正在出现的用于提高表现的药物使用模式。监测程序中的药物目前包括比赛中使用的安非他酮、尼古丁和曲马朵及比赛外使用的皮质类固醇。

如果运动员对违禁药物清单中的任何药品有医疗需求时，必须首先获得治疗使用豁免（TUE）证书，这适用于许多常用药物（如某些哮喘吸入剂）

及比赛期间或临近比赛时使用的皮质类固醇。如果需要紧急使用违禁药物，可以给予药物，然后申请追溯性的 TUE。完整的 WADA 清单可以从 WADA 网站下载（http://www.wada-ama.org/en/world-anti-doping-program/sports-and-anti-doping-organizations/international-standards/prohibited-list/），如果读者在体育比赛中工作，强烈建议读者获得该文件的副本。

二、任何时候都禁止使用的药物和方法（比赛中和比赛外）

（一）违禁物质

1. S0　未经批准的药物

这是一个相对较新的类别，是指一些不包括在其他分类中的仍在开发的药物或兽药。

2. S1　合成代谢剂

合成代谢雄激素类固醇

合成代谢雄激素类固醇是指多种类固醇化合物，包括诺龙、氧雄龙、羟甲雄酮、司坦唑醇、美雄酮。人体可自然产生少量诺龙，因此男性和女性的阈值分别为 2 ng/mL 和 5 ng/mL。在过去几年中，检查显示大量的诺龙（19-去甲睾酮）代谢产物及其他的合成代谢类固醇的体内水平超出了允许水平，出现了阳性结果。一些运动员声称自己是清白的，并将结果归因于受污染的营养补充剂，指出不知营养补充剂中含有上述药物，研究表明，某些类型的补充剂中普遍含有上述药物，尤其是那些增加力量和肌肉量的补充剂。在某些补充剂中，还发现了更有效的类固醇［如美雄酮（大力补）和司坦唑醇］，一些制造商可能故意在产品中加入合成代谢雄激素类固醇从而使其对用户产生更大影响，进而增加销售量。

合成代谢类固醇

· 合成代谢化合物在营养补充剂中普遍存在。

· 中国和墨西哥的肉类被发现含有盐酸克仑特罗。

· 应仔细监测并尽可能地避免使用营养补充剂。

许多合成代谢类固醇检测方法的改进，并批准使用长期代谢物（long-term metabolites，LTMs）作为滥用标记使污染的情况更加复杂。它们是原始类固醇的代谢产物，在原始药物无法检出后，其代谢产物会在体内持续存在很长时间。

四氢孕三烯酮（tetrahydrogestrinone，THG）是最早的"合成类固醇"之一。四氢孕三烯酮是一种没有已知治疗性适应证的类固醇，其结构已被修改，使其难以被反兴奋剂实验室检测到，在结构上类似于用于治疗子宫内膜异位症的孕三烯酮。2003 年，这种新型类固醇的存在引起了 USADA 的关注，USADA 随后安排对许多杰出运动员的尿液样本进行重新检测，并在几个案例中发现了使用 THG 的证据（BALCO 丑闻）。在接下来的 5 年中发现了 22 种没有已知治疗用途的"合成类固醇"，由此之后发现了更多种类的"合成类固醇"。

其他合成代谢剂

其他合成代谢剂包括克仑特罗和折仑诺，两者都在牛肉产业中被用以促进生长。折仑诺是一种非甾体雌激素类似物，仅用于治疗动物。克仑特罗是一种 β_2 受体激动剂，在一些欧盟国家也用于治疗人类哮喘，但在英国不可使用。对一些动物的研究表明，克仑特罗可以通过作用于 β_2 受体加快肌肉的合成代谢速度，减少脂肪积累。令人担忧的是，特别是来自一些国家（如墨西哥和中国）的肉类可能受到克仑特罗的污染，无意中被运动员食用。现在已经承认在过去 2~3 年，误食含有克仑特罗的肉类是数起不良分析结果（adverse analytical findings，AAFs）的原因。此外，克仑特罗也被发现存在于宣传为"脂肪燃烧剂"的营养产品中，是一种未被列出的成分。

还有一个类别是选择性雄激素受体调节剂（selective androgen receptor modulators，SARM），其作用于肌肉和骨骼的雄激素受体，是一种非类固醇化合物，对其他组织的作用较小。虽然目前没有 SARM 作为治疗性药物的许可证，Ostarine 目前正在进行第 3 阶段临床试验，但其中一些实验性药物已被运动员滥用。

3. S2 多肽激素、生长因子及相关化合物

这个类别包含许多已知在各种不同运动中被广泛滥用的药品。

（1）红细胞生成刺激剂（erythropoiesis-stimulating agents，ESAs）[如促红细胞生成素、达依波汀、缺氧诱导因子（hypoxia-inducible factor，HIF）稳定剂、生成素受体持续性激活剂（continuous erythropoietin receptor activator，CERA）、聚乙二醇肽（hematide）]。

（2）人绒毛膜促性腺激素（Human chorionic gonadotrophin，hCG）、促黄体激素（luteinising hormone，LH）及其释放因子（仅限男性）。

（3）促肾上腺皮质激素。

（4）人类生长激素（Human growth hormone，hGH）和胰岛素样生长因子（insulin-like growth factor，IGF-1）。

此外还禁止使用某些生长因子，包括作用于肌肉、肌腱和血管的生长因子。

红细胞生成刺激剂

促红细胞生成素（Erythropoietin，EPO）是一种由肾脏产生的糖蛋白激素。其作用于骨髓中的红细胞前体，增加红细胞生成率，从而提高血液输送氧气的能力。20 世纪 80 年代后期，重组（合成）EPO 开始出现，特别是在专业公路自行车选手和越野滑雪运动员中广泛使用。到 20 世纪 90 年代中后期，有证据表明，有些专业自行车选手的血细胞比容高达 65%，相当于居住在极高海拔地区的居民！此外，这通常与静脉注射铁剂有关，因为他们认为口服铁补充剂不足以支持这种加速的红细胞生成率。铁过载变得普遍，铁蛋白水平经常超过 1000 ng/mL，相当于遗传性血色素沉积症患者的铁蛋白水平。

从那时起，出现了许多经过修饰的 EPO 形式，也能够作用于 EPO 受体，并刺激红细胞生成，但在结构上与 EPO 无关。新型药物正在调查中，其中的一些（HIF 稳定剂）以肾脏的缺氧感觉机制为靶向，而不是 EPO 受体本身。此外，2004 年重组 EPO 的欧洲专利期满，制造"生物仿制药"得到允许，这些是 EPO 的复制产品，在使用之前不必进行临床试验或任何形式的测试程序。两者在结构上类似，但与原始产品不完全相同，在一些情况下，修饰后的药

物在常规的反兴奋剂测试中非常难以检测出。目前至少有 80 个可用的生物仿制药。

目前检测 ESA 滥用的方法有两种，直接法和间接法，两者相辅相成。直接法依赖于从尿液样品的分子片段中检测 ESA（最常见的是 EPO），但是，这项由法国国家反兴奋剂实验室开创的测试灵敏度相对较低。如果运动员使用一种称为"微量给药"的方案，敏感性会进一步降低。微量给药是指运动员每天服用低剂量药物，而不是以较低的频率服用治疗剂量。此外，通过静脉途径给药比皮下途径给药的半衰期更短，这使得检测违禁产品更加困难。

从 EPO 疗法问世以来，rhEPO 的长效形式（如比比波汀和 CERA）已经可用，可使患者（和不道德的运动员）减少给药的频率。但是，由于其半衰期长和分子修饰性强使得通过直接法对其用作兴奋剂的检测相对容易。

反兴奋剂斗争的重大突破是引入了一种新的间接法来检测违禁药物——运动员生物护照（ABP），这种方法试图检测的不是实际的药物本身，而是药品对身体的影响。ABP 适用于检查血液中兴奋剂问题，新的 ESA 和生物仿制药的持续发展使直接检测成为问题，此外，也能以这种方式显示输血操作的问题。最近，类固醇特征已添加到 ABP 系统中，并且将来也可能纳入其他禁用药物和方法。生物护照将在本章后面的部分中进一步讨论。

ESA 类

· 被广泛滥用于耐力运动中。
· 尽管有可用的测试，但仍难以检测。
· ABP 是一种识别 ESA 应用的新方法。
· 除原始形式外，现在还存在许多 EPO 生物仿制药。

促肾上腺皮质激素

替可克肽（二十四肽促皮质素）由促肾上腺皮质激素（adrenocorticotrophic hormone，ACTH）的前 24 个 N-端氨基酸组成，可通过注射给药并作用于肾上腺皮质，促进糖皮质激素的分泌。替可克肽的血浆半衰期只有几分钟，这使得检测极为困难。它主要用于耐力运动，代替或作为系统性皮质类固醇的辅助物质，其作用可能与前文的讨论类似。

生长激素（rhGH）和胰岛素样生长因子（IGF-1）

这两个药物的相关产品常被力量型和耐力型运动员滥用。人们普遍认为两者在增加肌肉和减少脂肪方面有效。然而，文献中很少有证据支持两种药物在单独使用时可增强运动表现。在实践中它们通常与胰岛素或合成代谢类固醇一起使用，因此它们的真正作用仍然未知。毋庸置疑的是它们有潜在的不良反应，包括永久性骨骼变化和心肌病。此外，由于大多数 rhGH 是在黑市上获得的，所以不保证所提供的产品是否含有任何活性激素。在某些情况下，无活性的牛 GH 或人绒毛膜促性腺激素被取代。现在有两种不同的方法来检测 GH 滥用，2010 年出现了第一个阳性结果，之后还有其他几名运动员的检测出现了阳性结果。但是，目前仍然没有检测 IGF-1 滥用的方法。

生长激素

· 用于力量型和耐力型运动员
· 只有很少的证据表明生长激素可增强运动表现
· 具有潜在严重的不良反应
· 目前已有可用的检测方法

---

4. S3　β₂ 受体激动剂

为了预防、治疗运动员的哮喘和运动性支气管收缩，仅允许吸入沙丁胺醇（24 小时最大剂量为 1600 μg）、福莫特罗（24 小时 54 μg）和沙美特罗。其他 β₂ 受体激动剂（如特布他林）需要申请 TUE。但是，如果尿液中沙丁胺醇的浓度超过 1000 ng/mL 或福莫特罗的浓度大于 40 ng/mL，则将其视为 AAF，除非运动员能够通过药代动力学研究证明异常结果的出现是治疗使用不超过最大规定剂量的结果。

β₂ 受体激动剂

· 只允许吸入
· 不论是否申请了 TUE，沙丁胺醇浓度 >1000 ng/mL 则判定为 AAF

---

5. S4　激素和代谢调节剂

这一类别包含许多不同种类的化合物，包括芳香化酶抑制剂和其他雌激素物质，其主要用于减少男性应用合成代谢类固醇时产生的不良反应（如男性乳房发育症）。

最近出现的 S4 是肌生成抑制蛋白抑制剂和相关物质，能够改变肌生成抑制蛋白基因在骨骼肌中的作用。肌生成抑制蛋白通常起到防止骨骼肌过度生长的作用，因此抑制其功能，可能会导致肌肉肥大。目前，许多肌生成抑制蛋白抑制剂正在进行临床试验，以评估其在各种肌肉消瘦疾病中的治疗作用，这些药物很可能被运动员滥用。

在 S4 类别中发现了几种被认为作用于骨骼肌细胞内信号通路的实验性药物。GW1516 是过氧化物酶体增殖物激活受体（peroxisome proliferator activated receptor，PPAR-δ）的激动剂，而 AICAR 作用于 AMP 活化的蛋白激酶。有证据表明，两者都能够通过上调特定基因来模拟耐力训练对肌肉的影响，从而提高表现。有报道称两者都被耐力运动员使用过。

胰岛素可以通过抑制蛋白质降解来增进机能，并且可能与 GH 协同产生合成代谢作用。此外，它还能通过葡萄糖摄取的增加促进肌肉糖原合成，这可能是耐力运动员（如职业公路自行车选手在多站赛比赛时）使用的原因。胰岛素只允许糖尿病患者使用，必须首先获得 TUE。

6. S5　利尿剂和其他掩蔽剂

许多化学上无关的物质用于掩盖违禁物质的存在，例如包括等血浆扩容剂（如羟乙基淀粉或人白蛋白溶液），这些可以暂时降低使用 ESA 或输血者的血红蛋白浓度。

利尿剂用于稀释尿样，促进违禁物质的排泄，减少检出的可能性。

（二）禁止的方法

1. M1　处理血液和血液成分

输血

可以是自体输血（自身血液）或同源输血（相匹配供体的血液）。自体输血时，从循环中抽取血液，然后在几星期之后再输回体内（这段时间内骨髓造血重新补充了抽取的血液）。随着 rhEPO 的发展，输血已经变得无用。但是，随着可用的能检测出 rhEPO 方法的出现，又开始使用输血方法。红细胞包括多种血型系统，同源输血前应检查 ABO 和 Rhesus（D）血型，但通常不检查次要血型抗原。这种"外来"的抗原现在能在输血后至少 4 周内检测出，因此这种血液兴奋剂相对容易检测。不幸的是，仍然没有明确的（直接）检测自体输血的方法，但生物护照中特定血液模块可以明确提示血液兴奋剂的使用情况。

> **输血**
> ·可以是自体输血（自身血液）或同源输血（供体血液）。
> ·同源输血容易检测到。
> ·自体输血更难检测，但在生物护照上可能是显而易见的。

涉及血红蛋白载体（haemoglobin-based oxygen carriers，HBOC）的药品具有增强氧的摄取、运输或递送的作用，血红蛋白载体的来源除人血红蛋白外，还包括牛或重组血红蛋白载体。最先进的药品是 Hemopure，在南非获得了治疗急性失血的许可。尽管在运动中有滥用的可能性，在一些早期的使用案例中也有所报告，但由于其强大的血管收缩效应，在接近 $\dot{V}O_{2max}$ 的工作负荷下，表现增强的效应可能都会丧失。现在可以从血液样本检测出 Hemopure 的最近使用情况。

M1 类别中的其他药品包括全氟化碳（容易溶解氧的合成乳液）和血红蛋白别构效应物，通过稳定脱氧形式的血红蛋白起作用，从而促进氧气的转移。

2. M2　化学和物理处理

这一类别是指使用方法或物质来改变尿液、血样品的完整性，包括尿液替代、减少违禁药物的肾脏排泄和改变睾酮、表睾酮比例。特别值得注意的是最近纳入的蛋白酶，一种可以能够降解 EPO 尿肽片段的酶，从而干扰该药物进行直接尿液检测的结果。蛋白酶已被列入药品禁用清单。运动员将蛋白酶加入提供给兴奋剂控制机构的尿液样本中时，首先用手指沾上含有蛋白酶的物质（如生物洗涤粉末），然后在收集样本时，让部分尿液流经污染的手指。

3. M3　基因兴奋剂

现在已经可以将 EPO 基因引入其他灵长类动物的非 EPO 生成细胞。但是，当对狒狒进行这种操作时，血细胞比容在 10 周的时间内从 40% 迅速上升到 75%，之后需要定期进行静脉切开放血术以避免死亡。使用 GH 基因进行了类似的实验。在人类中使用这种技术的主要限制是对后续的激素产生缺乏控制，一旦这个障碍消除了，可能就会看到在体育中使用这种方法。WADA 目前正在支持研究开发检测基因兴奋剂的方法。

（三）仅在比赛中禁止的物质和方法

1. S6　兴奋剂

兴奋剂包括苯丙胺、甲基苯内胺及非处方（over-the-counter，OTC）感冒药物中常见的物质（如麻黄碱和甲基麻黄碱）。对于这些产品中的大多数，如果尿样中检测出存在该化合物就意味着阳性结果。对于麻黄碱和甲基麻黄碱阈值限制为 10 μg/mL，伪麻黄碱的阈值限制为 150 μg/mL。最近出现了几起甲基己烷胺（methylhexaneamine，MHA）的检出事件，与使用了运动营养补充剂（成分表中列出了含有 MHA）有关。已经发现奥洛福林是一类未列入被禁物名单中的药品，并且可能是许多阳性结果的原因。

刺激剂

· OTC 药物中常见轻度兴奋剂。

· 也可以在运动营养补品中找到，即使未在成分表中列出。

· 所有产品应在竞技体育运动员使用前彻底检查。

· 咖啡因不被禁止。

· 如果在尿液中的浓度超过 150 μg/mL，则禁止使用伪麻黄碱。

咖啡因、去甲肾上腺素、伪麻黄碱（低于 150 μg/mL）和其他几种轻度兴奋剂是监测程序的一部分。WADA 将继续检测这些物质以发现任何不当的使用模式。如果出现滥用证据，例如尿液浓度非常高，WADA 保留将其放回禁用清单上的权利。这反映了一个事实，即许多兴奋剂的阳性检测结果都是由

于无意中服用了用于缓解轻微疾病的 OTC 药物所致。

2. S7　麻醉剂

这类麻醉剂包括所有的强效阿片类药物（如吗啡、哌替啶和二乙酰吗啡），二氢可待因、可待因、福尔可定和其他弱阿片类药物则允许使用。被禁的原因是它们潜在的依赖性和对运动员的伤害，而不是任何机能增进剂效应。它们也可以用来掩盖损伤的疼痛，并可能会导致进一步损害。

曲马朵是一种非典型的阿片类药物，具有额外的血清氨酸类和去甲肾上腺素属性，并且有一定理由怀疑在某些运动中被广泛滥用，可能与改善疼痛的耐受性有关，曲马朵的镇痛属性会使运动员表现出更高的水平。有传闻称，专业公路自行车运动员服用曲马朵的剂量比最大治疗剂量多几倍。据认为在某些情况下这可能会导致骑手碰撞，很可能是与药物的不良反应（包括头晕和嗜睡）有关。曲马朵目前在监测程序中。

3. S8　大麻素

大麻素（如大麻）再次被禁止，原因是其潜在的伤害，而不是会增强运动员表现水平。

4. S9　糖皮质激素

在比赛中禁止通过口服、静脉、肌内注射或直肠途径给予皮质类固醇，任何时候都可以使用所有其他形式的给药途径（如鼻腔喷雾剂、吸入剂、霜剂和软组织注射）。比赛之外通常不会限制皮质类固醇的使用，但在某些运动中，比赛前一段时间和比赛中禁止注射皮质类固醇。对于自行车运动员而言，应在比赛前 8 天内禁药。

在一些耐力性运动中，系统性皮质类固醇由于多种原因被滥用。据悉，它们会导致脂肪组织分解，特别是与大量的耐力训练相结合时，这种效应主要作用于耐力运动中，功率重量比是决定运动表现的重要因素。虽然没有直接证据证明这一效应，但已知皮质类固醇能显著提高血液中游离脂肪酸（free fatty acids，FFA）的含量。有几项研究表明，FFA 的升高能够引起肌肉中线粒体的分开，导致收缩效率降低和能量消耗增加，这可能仅适用于以 FFA 为主要能量来源的低强度运动，因此随着工作量的增加，肌肉的使用效率接近正常。FFA 水平的提高也促进了在运动中更多地使用脂质作为能量来源，使肌糖原和肝糖原得以保留。此外，高剂量可以加强儿茶酚胺对心血管系统的作用，从而产生继发性交感神经效应。

但是，皮质类固醇的主要作用机制可能是通过作用于中枢神经系统以减少对疼痛的感知，而显著改善持续运动表现，需要几天的高剂量给药才能达到作用。

皮质类固醇使用的长期影响可能很严重，会发生肾上腺抑制，这可能导致运动员急性不适或受创伤时出现医疗紧急情况；还会对心血管系统和骨骼产生潜在不良反应及其他各种并发症。

三、运动员生物护照（athlete biological passport，ABP）

ABP 作为检测兴奋剂的替代方法于 2009 年开始使用。ABP 不依赖于在血液或尿液样品中识别特定的兴奋剂，而是使用一组生物标志物来间接显示兴奋剂对机体的影响。这在应对血液兴奋剂方面具有特别的优势，能够刺激红细胞形成的新药物不断发展，而直接分析方法无法跟上兴奋剂应用的步伐。ABP 目前有两个模块，即最早的血液模块和 2014 年出现类固醇模块。

两个模块的基本原理相同：在一段时间内，收集每个运动员的血液和尿液样本，形成个人的生物护照。随着更多的结果被添加到护照中，软件逐渐了解该运动员的典型特征，并建立了每个生物标志物的个体参考范围。通过这种方式，ABP 能够检测出可能表明使用兴奋剂的异常统计学样品序列及单个可疑值。

血液生物标志物包括血红蛋白浓度和网织红细胞。高血红蛋白浓度和低网织红细胞提示输血或近期停止使用 ESA，而低血红蛋白和高网织红细胞则提示抽血（为了后续的输血）或开始使用 ESA。网织红细胞的变化被认为特别重要，因此对血液的收集、运输和所有样品的实验室分析都有非常严格的质量控制。但是，上述变化在某些情况下也可以是生理性的，或者是由疾病造成的。当发现可疑的特征案例时，首先应将其送往专家小组审查。如果一致认为该案例可能使用了兴奋剂，那么会给运动员解释异常情况的机会。如果不能澄清，可做出护照违规的决定，本质上是阳性的兴奋剂检测结果。在其他情况下，专家建议可能是通过有针对性的 ABP 测试及随机直接测试更密切地监测运动员，从而发现兴奋剂的使用证据（如 EPO 的证据）。

虽然间接的 ABP 检测方法有很大的优势，但有证据表明 ABP 导致了兴奋剂应用的改变，试图使血液学特征正常化。即使存在 ABP，使用微量给药方案仍然难以检测，例如每天使用小剂量的 ESA 或输血，每隔几天减少输血量。尽管如此，自从首次引入 ABP 以来，血液异常值似乎明显减少，这表明 ABP 具有显著的作用。

最近推出的类固醇模块涉及尿液样本中的睾酮及其一些代谢物的测定。随着时间的推移，与建立血液特征的方式一样，建立了类固醇特征。如果出现任何可疑的值或序列，将使用更复杂更高级的分析方法对样品进行进一步的评估，即同位素比值质谱法（Isotope Ratio Mass Spectrometry，IRMS）。只有当 IRMS 是阴性时，该案例将交由专家小组进行审查，并决定是否判定护照违规。

ABP 适应性模型很可能在不久的将来进一步扩大，纳入内分泌模块。

总结

- 所有参与竞技运动工作或比赛的人都应该熟悉世界反兴奋剂机构的禁止药物清单。
- 一些常见的 OTC 药物含有违禁物质。
- 许多营养补充剂已被证明被合成代谢物质和兴奋剂污染。
- 竞技运动员应以绝对最低限度来使用这类补充剂，以避免无意使用后导致兴奋剂测试阳性。
- 违禁物质和方法的检测正在改善中，ABP 的出台是体育反兴奋剂方面的一大进步。

延伸阅读

1. Ashenden, M., Gough, C.E., Garnham, A., Gore, C.J. & Sharpe, K. (2011) Current markers of the Athlete Blood Passport do not flag microdose EPO doping. *European Journal of Applied Physiology*, 111, 2307–2314.

2. Ducl0os, M. (2010) Evidence on ergogenic action of glucocorticoids as a doping agent risk. *Physician and Sportsmed*, 3 (38), 121–127.

3. Gaudard, A., Varlet-Marie, E., Berssolle, F. & Audran, M. (2003) Drugs for increasing oxygen transport and their potential use in doping. *Sports Medicine.*, 33 (3), 187–212.

4. Geyer, H., Bredehoft, M., Marek, U., Parr, M.K. & Schanzer, W. (2003) High doses of the anabolic steroid Metandienone found in dietary supplements. *The European Journal of Sports Science*, 3 (1), 1–5.

5. Geyer, H., Schaenzer, W. & Thevis, M. (2014) Anabolic agents: recent strategies for their detection and protection from inadvertent doping. *British Journal of Sports Medicine*, 48 (10), 820–119.

6. Grond, S. & Sablotzki, A. (2004) Clinical pharmacology of tramadol. *Clinical Pharmacokinetics*, 43 (13), 879–923.

7. Guha, N., Cowan, D. & Soenksen, P. (2013) Insulin-like growth factor-I (IGF-I) misuse in athletes and potential methods for detection. *Analytical and Bioanalytical Chemistry*, 405, 9669–9683.

8. Leigh-Smith, S. (2004) Blood boosting. *British Journal of Sports Medicine*, 38, 99–101.

9. Macdougall, C. (2008) Novel erythropoiesis-stimulating agents: a new era in anemia management. *Clinical Journal of the American Society of Nephrology*, 3, 200–207.

10. Morkeberg, J. (2013) Blood manipulation: current challenges from an anti-doping perspective. *Hematology-American Society of Hematology Education Programs*, 2013, 627–631.

11. Mottram, D.R. (ed) (2010) *Drugs in Sport*. Taylor & Francis, Abingdon, Oxon.

12. Narkar, V.A. *et al*. (2008) AMPK and PPAR-agonists are exercise mimetics. *Cell*, 134 (3), 405–415.

13. Nelson, M., Popp, H., Sharpe, K. & Ashenden, M. (2003) Proof of homologous blood transfusion through quantification of blood group antigens. *Haematologica*, 88 (1), 1284–1295.

14. Peltre G, and Thorman W. (2003). *Evaluation report of the EPO blood tests*. WADA report.

15. Pitsiladis, Y., Durusse, J. & Rabin, O. (2014) An integrative 'Omics' solution to the detection of recombinant human erythropoietin and blood doping. *British Journal of Sports Medicine*, 48, 856–861.

16. Pottgiesser, T., Sottas, P.E., Echteler, T., Robinson, N., Umhau, M. & Schumacher, Y.O. (2011)

Detection of autologous blood doping with adaptively evaluated biomarkers of doping: a longitudinal blinded study. *Transfusion*, 51,1707–1715.

17. Rennie, M.J. (2003) Claims for the anabolic effects of growth hormone: a case of the Emperor's new clothes? *British Journal of Sports Medicine*, 37, 100–105.

18. Saugy, M., Lundby, C. & Robinson, N. (2014) Monitoring of biological markers indicative of doping: the athlete biological passport. *British Journal of Sports Medicine*, 48, 827–883.

19. Schanzer, W (2002). *Analysis of non-hormonal nutritional supplements for androgenic anabolic steroids*. IOC report.

20. Schumacher, Y.O., Schmid, A., Dinkelmann, S., Berg, A. & Northoff, H. (2001) Artificial oxygen carriers-the new doping threat in endurance sport? *International Journal of Sports Medicine*, 22, 566–571.

21. Smith, R.C. & Lin, B.K. (2013) Myostatin inhibitors as therapies for muscle wasting associated with cancer and other disorders. *Current Opinion in Supportive and Palliative Care*, 7 (4), 352–360.

22. WADA (2003) *Independent observer report-Tour de France* 2003.

第 24 章　损伤心理学

Andrew M. Lane

Institute of Sport, Faculty of Education, Health and Well-being, University of Wolverhampton,
Wolverhampton, UK

概述

本章描述了损伤心理学。读完本章内容，读者将会理解以下内容：

1. 分析运动员的心理状态如何影响康复过程。

2. 描述如何在损伤中情绪展现。

3. 分析医生的治疗如何影响受伤运动员的心理状态。

4. 目标和情感在康复过程中的作用。

5. 描述医生可以用来帮助运动员恢复心理健康的实际方法，特别侧重于情绪管理。

一、引言

虽然参加体育运动和身体活动对身体和心理有许多益处，但受伤也很常见。随着人们步入老龄，采取有效的应对策略变得更加重要。损伤会发生在艰苦训练期间或之后，当运动员意识到他们身体结构受到的压力和紧张时；在其他时候，损伤也可能突然且无预兆地发生。上述两种损伤都会使运动员减少或停止训练，还会导致运动目标的修订及激烈的情绪反应。许多运动员将自己自信心与运动目标的实现紧密联系，运动员是否能够持续努力实现这些目标会直接影响情绪。努力过程中的心理可以深刻影响思想和情绪，表现为沮丧、失望和愤怒，这些强烈的情绪反应出现在主要处理的问题之外，医生的作用是专注于治疗损伤的身体影响。虽然心理因素得到理解，但很少是具体治疗的重点。本章旨在描述医生的治疗如何影响运动员的心理恢复，此外还会考虑治疗如何影响运动员的恢复目标及情绪和动机可能共同影响康复计划的依从性。

下文将涵盖影响恢复过程的两个问题：第一，医生对运动员的目标和情绪反馈的影响；第二，医生可以在管理目标的一些实用策略中涵盖有关恢复过程速度和运动员心情的内容。指导信息是医生可以将情绪管理视为治疗计划的一部分。

二、损伤如何影响目标和情绪?

当医疗队首次治疗疑似重大损伤的运动员时，运动员很有可能会难以接受损伤的影响。损伤是一个消极的结果，表明实现短期和长期目标存在不确定性。运动员很可能会产生强烈的情绪，不愉悦的情绪（如愤怒和抑郁）表明运动员一切都不顺利，而幸福和兴奋等愉悦的情绪则表明一切顺利。情绪会影响康复过程的成功进行，特别是情绪对思想和行为的影响。例如，一个人错过了康复环节，那么由此引起的负面想法和感受可能会促使他（她）承诺将来更密切地遵循这个计划。在这种情况下，伤者应当知道如果想避免在将来处于这种负面情绪中，就应坚持康复计划。但是，情绪可能给目标成就带来不利影响。在上面的例子中，错过一个环节可能会导致悲伤和内疚，而伤者可能会了解到避免经历消极情绪的最好方法是放弃目标并退出这项体育运动项目。在上述两个例子中，情绪传达了重要的信息，而该信息会影响思想和行动。

　　研究人员提出，人们在受伤时会经历一个过程（图 24.1）。应该注意的是，这是为经历悲伤过程的人们而开发的模型，后来应用于运动损伤。值得注意的是，人们可能以不同的速度经历这个过程。人们可以对每个过程进行不同的解读和评价，有的人也可能会陷入某个情绪阶段，特别是否认阶段，认为损伤不像诊断得那么严重。因此，他们可能进行康复训练并且相信休息几天就可以恢复。医疗人员的目的是加速人们经历的这个过程，使运动员接受损伤这个事实，一旦接受才有可能为恢复建立切实的目标，并确定实现这些目标所需的工作。

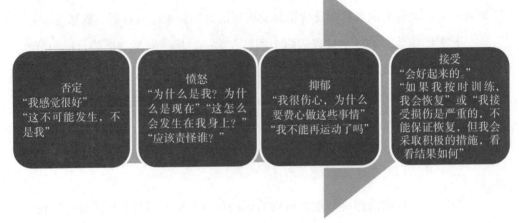

图 24.1　应用于运动损伤的 Kublar–Ross 模型

三、医生怎样影响情绪?

医生必须意识到他(她)可以影响运动员的目标和情绪。运动员非常重视重返训练,对损伤的严重程度及他(她)需要做什么来恢复训练都抱有预期,医生掌握的信息和知识可以帮助这一过程。当医生提供的反馈表明恢复慢或慢于运动员的预期,这种反馈可能导致运动员的负面情绪增加;而反馈表明恢复快于预期会给运动员带来愉快的情绪。

四、情绪会如何影响伤者的表现?

在治疗运动员时,医生应该记住运动员的情绪可能会影响运动员表达自己的方式。如果运动员因损伤感到沮丧,这可能导致她(他)的损伤表现得比他(她)愉快时更严重。虽然这不是常规做法,但是通过完成简易心境状态量表(专栏 24.1)来评估运动员表达损伤时的心理状态是一种可行方案。简单的指导信息是,负面信息(愤怒、困惑、抑郁、疲劳和紧张)可能与运动环境中的某些问题相关,这可能导致运动员表达的信息比心情愉悦时的情况更加严重(图 24.2)。目前发现在整个损伤过程(恢复和康复)中监测情绪

专栏 24.1　典型的情绪测定量表

使用自我报告方法来评估情绪,人们会看到描述自己感觉的词语,然后给出一个表示感觉到这种情绪程度的评分,例如,布鲁内尔心境量表对受试者的指示:

以下是帮助您描述今天感觉的词语,请仔细阅读。然后圈出最能描述你现在感觉程度的答案,确保你对每个词语都做出回应。

	几乎没有	有一点	适中	相当多	非常多
1. 愤怒	0	1	2	③	4
2. 迷惑	0	1	2	3	④
3. 郁闷	0	1	2	③	4
4. 精力充沛	0	①	2	3	4
5. 紧张	0	1	②	3	4
6. 崩溃	0	1	2	③	4

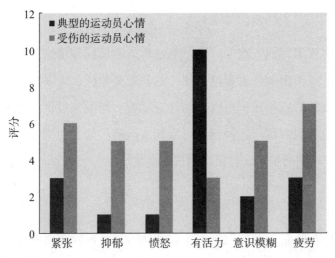

图 24.2　正常运动员（使用规范性数据）和一名受伤运动员的布鲁内尔心境量表结果

是一种有益的方式，可以帮助人们了解运动员进行积极适应的程度。医生也应该注意到她（他）的行为对运动员情绪状态的影响。在会诊时，运动员经常会寻求一切都好的保证，或者在恢复过程中寻找一些指征，证明他（她）能够回归训练和比赛。

医生应该考虑反馈如何影响运动员的心理状态。应该将损伤看作是从发生到恢复再到回归训练的连续过程，但是重要的是要认识到恢复的速度会如何影响运动员的情绪。人们监测实现目标的进度，有人认为所有的行为都是为了实现目标。运动员的目标可能比较远大，比如赢得奥运奖牌，但也可能是不那么远大的目标，比如在 4 小时内完成马拉松。例如，有人只能坐着并且想站起来，这个恢复目标是能站起来，虽然这个目标在大多数时候似乎都是可以实现的，但是当一名运动员受伤时，这可以是某人正在努力的目标类型。损伤会影响运动员完成许多日常简单事务的信心。

如果目标进展的速度比标准要求得更快或更慢，也会导致情绪改变。如果某人想站起来，但是却站不起来（在损伤中是常见的），会导致沮丧情绪增加；如果某人想站起来且能毫不费力地做到，那么情绪就不太可能有变化。受伤的运动员如前者，做简单的日常事务会遇到困难，可能会影响情绪，感觉难以处理简单任务的后果可能会导致不愉快的情绪，伴随着缺乏实现甚至最平凡任务的自信心。简言之，伤者开始会保持一种无助的状态，他们几乎完全依靠别人的支持。如果运动员出现了无助状态，那么恢复的时间可能比预期更长，因为成功的康复需要大量的个人动力。鉴于这些原因，帮助运动员设定目标并提高动力相当重要（表 24.1）。

表 24.1　目标设定过程的指导原则

设定目标	描述
具体	目标的作用是帮助你调动所需的努力。要做到这一点，你需要知道要做什么。例如："我的第一目标是在康复环节举起重量为 5kg 的哑铃，每组重复 10 次，进行 3 组"。 存在的典型问题：人们设定的目标模糊，他们不清楚是否达到了目标。例如，我会做好我的康复环节训练——他（她）不知道什么才算是达成了目标。
量化	目标应该是量化的，这样你就需要知道你已经实现了目标。上述的目标是量化的，因为数量和重量是具体的。
可达到	目标应该是有挑战性的，甚至可能非常难达到，但也应该是可达到的，过于困难会导致灰心丧气。当有人受伤时他们的能力受到影响，从而影响了他们能做什么。人们常常试图过早地回归，而在失败时变得沮丧。重要的是要注意明确一个概念，即训练应该循序渐进，实现目标才会建立信心。
定期审查	应定期审查和检查目标的进展情况。
时限性	目标的时间表可以帮助建立实现目标的过程。

如果一个人认识到经历的情绪对实现既定目标没有帮助，那么可以修改目标或采取情绪调节策略。存在 100 种不同类型的情绪调控策略，包括行为策略，如运动、听音乐、与人交谈、饮酒、进食等。听音乐是一个特别有效的策略，因为可以根据所需的活动和心情选择音乐（专栏 24.2）。

专栏 24.2　用音乐帮助你改变心情

- 设置含有放松或充满活力的音乐文件的文件夹时要注意音乐的节奏，快速节拍比慢速节拍具有更高的激励水平。
- 将音乐节奏与运动强度相匹配。例如，当骑车达到有氧能力的 70% 左右时，中速音乐（每分钟 115～125 节拍）比更快的音乐更有效（每分钟 135～145 节拍）。
- 选择歌词具有意义的音乐。
- 选择与任务（如骑车、跑步、划船等重复性运动）匹配的音乐，将音乐和动作同步，这也可以用于康复练习。如果你正在做连续性的动作，音乐会有帮助。
- 鼓励运动员在听音乐时形象化自己的表现。
- 鼓励运动员选择适合自己兴趣和文化修养的音乐。
- 反思歌曲选择的有效性并定期更新。

还有认知策略（表 24.2，如重新评估任务），让运动员认为恢复是可以实现的目标，这样可以使用如臆想的技巧，看到自己能够成功地完成任务，从而唤起自信心。可以尝试重新评估任务，使得完成该任务不那么重要。此外，可以重新评估情绪，例如将焦虑视为恢复任务的重要信号，或者将抑郁视为需避免的情况，并会决定增加努力的强度。个人也可以尝试压抑情绪，就是尝试通过无视情绪来缓解其强度。但是压抑会伴随着警告信号，因为已经发现这是一种效果最差的策略，并且与生理压力标记相关。

表 24.2　将不需要的情绪变成积极的想法

情绪引起的情况	"伴随的想法和情绪"	"用积极的想法代替"
对损伤的反思	"当我想起损伤的时候，我会在脑海中回放，当想起发生的事情时我会生气"	"我会告诉自己沉浸在错误中不会帮助我恢复——如果我犯了错误我会从中吸取教训，取得教训后我会继续向前"
"当看到别人去训练或比赛时我感到沮丧"	"我没有进步，这不公平"	"我会专注于我的康复计划——就算是训练的时候，也应有恢复和休息的日子；应把这天视为是身体所需的日子"

续表

"作为旁观者来看，进行康复训练"	"我感觉做这些训练很愚蠢，我过去是一个运动员，而现在感觉像一个退休老人"	"这个过程中我越来越接近全面康复了"
请读者选择一个损伤导致的情况	写下你在这种情况下的想法和情绪	用积极的想法取代消极想法

已经发现"如果—那么"计划是改变思维过程的有效方法（表24.3）。"如果—那么"计划通过在表现不佳的障碍旁提出解决方案起作用。通过将障碍和解决方案——列举，落实解决方案的过程可以是自动的。在学习阶段，人们会每天重复"如果—那么"计划直至它变得根深蒂固，"如果—那么"计划可以通过预先准备好的结构化陈述来重组消极的想法，并使之变成积极的想法（表24.3）。总之，损伤伴随着消极的心理状态，包括不愉快的心情和情绪。医疗队应意识到运动员的情绪可能会影响到损伤的严重程度，医生的反馈可能会影响运动员的情绪。应鼓励运动员使用技巧帮助屏蔽不需要的心理负担。

表24.3　损伤运动员的"如果—那么"计划

如果（表现障碍）	那么（解决方案）
如果我因为恢复的不够快而感觉沮丧	那么我会深呼吸，在呼气时专注于放松，然后告诉我自己要有耐心！
如果我感觉到损伤，并开始想到我永远不会恢复	那么我会告诉我自己：没有必要想得那么远——就专注于做好下一件事情！
如果我认为恢复可能只是一个治愈奇迹	那么我会提醒自己最好的做法是遵循康复计划，如果我这样做，那么结果可能会更好！

五、总结

损伤是运动生涯中很容易发生的事情。损伤会带来严重的心理影响，一旦受伤就会产生不愉快的情绪和想法，从而会延长恢复过程。帮助运动员接受损伤的过程，可以帮助管理不需要的内心负担。医生是一个强有力的反馈来源，鼓励运动员改善心理状态（如应用情绪调节策略），可以带来双重好处，即增加康复计划的依从性和改善运动员的健康。

延伸阅读

1. Devonport, T.J., Lane, A.M. & Hanin, Y. (2005) Emotional states of athletes prior to performance induced injury. *Journal of Sports Science & Medicine*, 4, 382–394.

2. Lane, A. M., Beedie, C. J., Jones, M. V., Uphill, M., & Devonport, T. J. (2011). The BASES expert statement on emotion regulation in sport. *The Sport and Exercise Scientist*, 29, 14-15. www.bases.org.uk/BASES-Expert-Statements.

3. Lane, A.M., Beedie, C.J., Jones, M.V., Uphill, M. & Devonport, T.J. (2012) The BASES expert statement on emotion regulation in sport. *The Journal of Sport Sciences*, 30, 1189–1195. doi:10.1080/02640414.2012.693621.

4. Stevens, M. J., & Lane, A. M. (2001). Mood-regulating strategies used by athletes. *Athletic Insight*. http://www.athleticinsight.com/Vol3Iss3/MoodRegulation.htm.

5. Terry, P.C., Lane, A.M. & Fogarty, G. (2003) Construct validity of the Profile of Mood States-A for use with adults. *Psychology of Sport and Exercise*, 4, 125–139.

6. Webb, T.L., Miles, E., Sheeran, P., Gallo, I.S. & Gollwitzer, P.M. (2012) Effective regulation of affect: an action control perspective on emotion regulation. *European Review of Social Psychology*, 23 (1), 143–186.

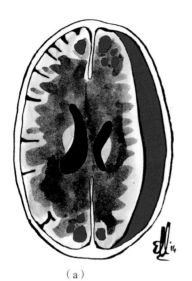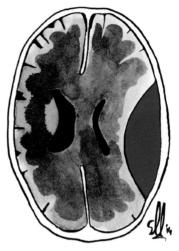

（a）   （b）

图 3.3　受击部位和反向部位相关的脑出血或挫伤的示意图：
左颞叶硬膜下脑出血（a）和左颞叶的硬膜外出血（b）

图片由约恩·凯莱赫医生绘制（www.eoinkelleher.com）

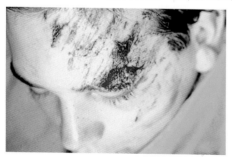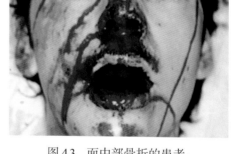

<table>
<tr><td>图 4.1 需要彻底清创和修复的
大面积被污染的额头伤口</td><td>图 4.3　面中部骨折的患者：
上颌骨有移动性</td></tr>
</table>

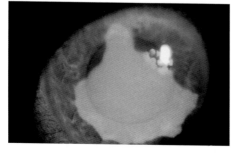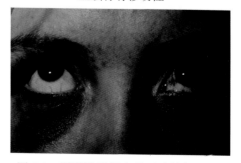

<table>
<tr><td>图 5.2　荧光素染色的角膜擦伤，可见蓝光</td><td>图 5.4　爆裂性骨折患者无法抬起左眼：
注意小区域的结膜下出血和眶周瘀伤</td></tr>
</table>

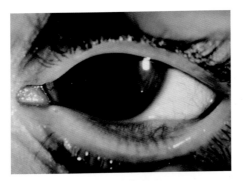

图 5.5 前房积血：
血液积于前房呈一水平面

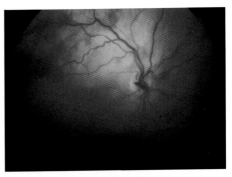

图 5.6 视网膜震荡的部位：
视网膜上方苍白伴视网膜出血

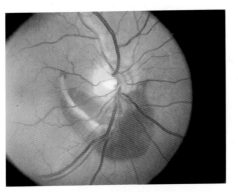

图 5.7 苍白新月形脉络膜破裂
周围可见视网膜出血

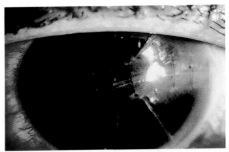

图 5.9 屈光手术后的角膜修复：眼睛被
壁球拍击中，导致径向屈光切口的破裂
（缝合），任何眼部手术伤口都容易破裂
转载自 G.克劳福德医生，珀斯，西澳大利亚

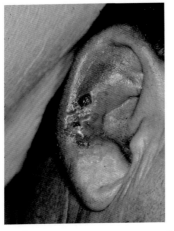

图 10.1 单纯疱疹 ——"争球痘疹"

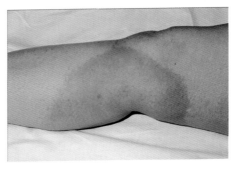

图 10.2 慢性游走性红斑

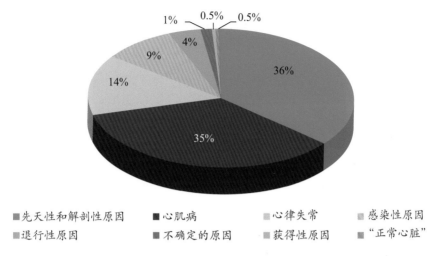

1%   0.5%   0.5%

4%

9%

14%

36%

35%

■先天性和解剖性原因   ■心肌病   ▨心律失常   ▨感染性原因

▨退行性原因   ■不确定的原因   ▨获得性原因   ■"正常心脏"

图 13.4   年轻运动员心脏性猝死的原因（%）

数据来源帕帕扎基斯等《年轻运动员心血管异常的前期筛查》

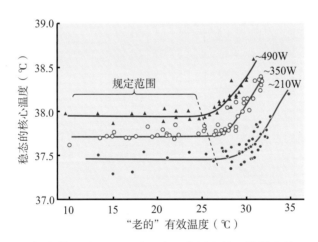

图 14.1   规定范围（Lind，"为日常工作设定热环境限度的生理学标准"）

来源：Lind，1963。经美国生理学会许可转载。

注：有效温度是指在不同温度和湿度的环境中，产生的热感觉与在其他温度和湿度的环境中产

生的热感觉相同。

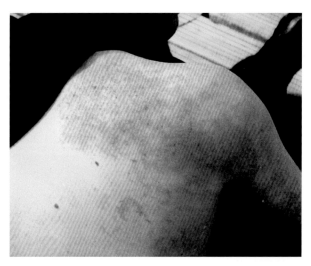

图 15.4　皮肤型屈肢症（皮肤减压疾病）。通常发生于躯干，呈斑点或斑纹状的红色、蓝色和紫色外观。大多数病因是反常的气体栓塞穿过分流的结果，但有些病因是潜水环境不安全

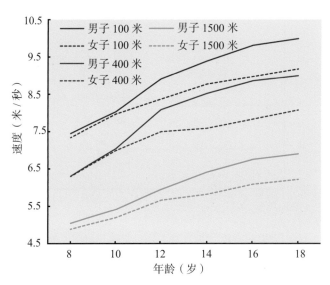

100 米短跑由磷酸肌酸和无氧糖酵解的分解代谢供能，10% 的能量由有氧代谢提供。在青年时期，400 米短跑中 60%~70% 的能量来源于无氧代谢，主要是糖酵解，以及少量来源于有氧代谢。1500 米长跑中80% 的能量来源于有氧代谢，速度增加时（如最后冲刺）能量可能来源于无氧代谢。

图 20.1　年龄和性别相关的世界最佳成绩的平均速度